Vernon Furtado Da Silva
Guanis De Barros Vilela Junior
Luís Felipe Silio
(Organizadores)

DOR NO ATLETA:

aspectos fisiológicos do treinamento

Volume 1

CPAQV

Campinas

2021

S586   Silva, Vernon Furtado, 1953-
        DOR NO ATLETA: aspectos fisiológicos do treinamento /
Vernon Furtado da Silva, Luís Felipe Silio, Guanis de Barros Vilela Junior,
Edição Ricardo Pablo Passos - Campinas, Editora CPAQV, 2021.
        104 p. 21,59 cm

        Inclui Bibliografia.
        ISBN: 978-65-00-00417-5

1. Dor crônica e aguda: Aspectos fisiológicos 2. Nocicepção e a transmissão
da dor 3. Vias nervosas condutoras da dor primária
        I. Título.

                                                        CDD: 796
                                                        CDU: 612

Observação: Este livro foi revisado por pares.

SUMÁRIO

PREFÁCIO

Uma das mais importantes dádivas garantidas ao homem é a sua capacidade de sentir dor. Graças a uma série de mecanismos distribuídos através do seu corpo orgânico, o homem é capaz de sentir desde um estímulo de intensidade não traumática, até o máximo de um contínuo de dor que possa simplesmente enlouquecê-lo. Esta capacidade não é nada mais nada menos do que uma proteção do organismo que se substabelece em forma de sinalização sobre pontos de "ataques" perigosos que possam danificar ou deteriorá-lo de alguma forma.

A capacidade de sentir dor, entretanto, pode ser alterada por uma grande variedade de anomalias que tendem a interferir ou mascarar a percepção de dor em muitas situações. Bears e associados (2002), relatam o caso de uma mulher que por não poder senti-la, veio a morrer na plenitude de seus 28 anos, morte provocada por uma infecção não detectada no tempo devido. Mesmo sem ter relatado, durante toda a sua vida, qualquer tipo de dor, ou passado por doença séria, em pouco mais de dois anos, a antes saudável, inteligente e predisposta mulher veio a falecer em decorrência de um mal orgânico o qual, quando da sua descoberta, já estava em um estado de deterioração extremamente avançado. Visto sob este contexto, o ato de sentir dor é, antes de tudo, uma providência divina que "equipa" o nosso organismo com esta competência. Por outro lado, a dor física que garante, em grande parte, a nossa condição de viver não é um estado de preferência de qualquer indivíduo, salvo em condições especiais e premeditadas como no caso do sadomasoquismo. Na verdade, esta condição é para a maioria (se não para todas as pessoas) um estado indesejável e temerário. Todavia, ninguém (com raras exceções) no curso da vida fica livre de ser acometido por estados álgicos uma vez que mesmo o ato de nascer já promove condições de dor, a qualquer parturiente, cujo cessar normalmente depende de intervenções adequadas e, em muitos dos casos, bastante meticulosas e custosas. A dor está presente em todas as instâncias do nosso viver e raramente passamos um dia sem senti-la, isto devido ao fato de que, em nível álgico bem baixo, em grande parte da nossa vida não a percebemos como tal.

Em um aparente paradoxo, em muitos casos um profissional da saúde que diretamente interfere na cura e/ou minimização de estados de dor em seus pacientes, precisa impor, aos mesmos, momentos angustiantes de dor que necessariamente precisam ser efetivados antes da obtenção da cura e/ou da cessação da dor sendo tratada. De qualquer forma, a tarefa deste tipo de profissional é uma das mais nobres das que se tem conhecimento, uma vez que a dor, muito mais que um estado que interfere com a vida humana, tem também repercussões de ordem psíquica que podem ser muito mais severas do que as de ordem física.

Por assim ser, através dos tempos o homem tem cada vez mais buscado entender as relações neurofisiológicas e formas de tratamento que possam ajudar no combate e prevenção deste indesejável mal. Este livro representa um esforço nesta direção.

Perspectivos leitores

Este livro se destina a estudantes na área da motricidade humana, principalmente àqueles em Educação Física, Medicina, Fisioterapia, e Terapia Ocupacional. Por não ser um livro texto, alguns capítulos terão direcionamento mais adequado à profissão específica, embora todos eles possam ser interessantes mesmo para estudantes de outras áreas de estudos relacionados à saúde humana.

Abordagem do Livro

Este livro está dividido por capítulos enumerados de 1 a 4, quando incluídos os seus dois volumes, todos introduzindo, ao leitor, uma ampla discussão sobre a DOR analisada sob uma perspectiva neurofisiológica e/ ou somatofisica, expondo algumas formas de intervenção e tratamento deste mal.

Dedicatória

A todos os nossos mestres que nos ensinaram a pensar em construir o presente e aos nossos estudantes que construirão o conhecimento futuro.

Os Autores

CAPÍTULO 1

DOR CRÔNICA E AGUDA: Aspectos fisiológicos

Autores:
João Rafael Valentim Silva
Edinilson Castro Ribeiro
Domingos Edno Castro Ribeiro
Edson Santos Wanderley Junior
Vernon Furtado da Silva
Luís Felipe Silio
Ricardo Pablo Passos
Bráulio Nascimento Lima
Guanis de Barros Vilela Junior
Angeliete Garcez Militão
Célio José Borges
Daniel Delani

Objetivos do capítulo:
Ao final da leitura deste capítulo, o estudante leitor deverá ser capaz de explicar:

• Sobre os mecanismos periféricos responsáveis pela transmissão da dor
• Os fatores secundários que afetam a transmissão da dor periférica
• Os mecanismos centrais de transmissão da dor

• Papel do córtex na percepção da dor

• A modulação da dor em níveis periférico e central.

INTRODUÇÃO

Sentimento de dor é um estado do corpo que ninguém gosta de experimentar, mas de importância fundamental à manutenção da vida. Bear, et.al (1997), falando sobre a fisiologia da dor relata um caso de uma mulher Canadense nascida sem a capacidade de perceber qualquer nível de dor em qualquer parte do corpo. Inteligente e sem possuir outra qualquer anomalia sensorial, Madeleine, para se preservar contra acidentes que tal inabilidade pode expor qualquer que seja a pessoa, realizou vários programas de treinamento. Mesmo assim, uma progressiva degeneração vertebral se instalou no corpo de Madeleine sem que ela percebesse.

A falta de tratamento possibilitou o desenvolvimento de uma série de processos infecciosos no seu esqueleto e articulações de Madeleine, levando-a a morte aos 28 anos de idade, dois anos após a evidência da doença. O caso de Madeleine, similar a muitos de pessoas nascidas sem a possibilidade de detecção de eventos dolorosos, colabora à concepção de que sentir dor é na verdade muito mais uma dádiva do que um mal e que a vida, sem ela, pode se tornar uma desgraça na expressão real da palavra.

Analisada sobre este prisma, a dor que normalmente procede à ocorrência de um estímulo nociceptivo, normalmente nos conduz a procedimentos preventivos contra inflamações e/ou infecções que poderiam influenciar negativamente a homeostase do nosso organismo, fator precursor de doenças de várias outras ordens. Contrária à inabilidade de sentir dor é a condição de senti-la, condições que parecem variar entre pessoas. Esta diferença pode ser explicada em função da grande quantidade de estruturas e mecanismos que se somam na transformação de um simples contato nóxico, originado de uma parte do corpo, em um sentimento ou percepção dolorosa integrada no cérebro. Em grande parte, esses múltiplos elos orgânicos podem constituir-se a diferença no montante de dor que um determinado indivíduo, comparativamente a outros, pode perceber.

A relação de proteção que os nociceptores, espalhados pelo nosso corpo, nos garante, torna-se bastante fácil de entendimento quando, por exemplo, imaginamos uma situação em que pisamos em um prego (quase todos nós passamos por isto um dia) e imediatamente retiramos o pé de contato antes que o mesmo ultrapasse mais densamente o referido ponto. Não fosse, talvez, a dor emanada a partir do contato dedo/prego, provavelmente o evento se desenvolveria de forma muito mais contundente do que em uma ocorrência da retirada imediata do pé, em relação ao contato. Em um mesmo viés, quase todos nós lembramos, ou pelo menos, sabemos do desconforto que uma dor-de-dente pode nos submeter e o quanto nos empenhamos para dela nos livrar.

O nível de trauma e de desespero que um caso de dor pode causar a um indivíduo torna, a sua conduta e/ou tratamento, uma das mais importantes tarefas do profissional de saúde. Convindo enfatizar aqui, portanto, que o nível de conhecimento que estes profissionais possam deter sobre a ocorrência da dor e, dos mecanismos dela provocadores, sem dúvida pode influenciar muito a qualidade da avaliação e tratamento de um paciente por ela acometido. Assim sendo, se faz extremamente recomendável que todos os profissionais envolvidos em trabalho de manuseio, conduta e tratamento de dor tenham um conhecimento bem avançado sobre a anatomia e mecanismos fisiológicos associados com (1) transmissão, (2) percepção e (3), modulação da dor, itens a serem abordados neste presente capítulo.

Com o propósito de se facilitar o entendimento sobre o conteúdo de cada um dos itens seguintes, convém neste momento se proceder à definição de dor, fenômeno que de acordo com a Associação Internacional para Estudo da Dor (IASP), pode ser compreendido como "Uma desagradável experiência sensorial e emocional associada com uma real ou potencial lesão de tecido corporal, ou descrito em termos desta lesão". Convém ser observado aqui que diante desta definição do fenômeno em pauta que a sua natureza envolve além dos seus componentes físicos e sensoriais, também o de natureza emocional uma vez que um caso de dor não precisa necessariamente estar associado a uma real lesão do tecido corporal. Esta afirmação se baseia em fatos de que em casos de síndrome da dor crônica a presença desta pode não estar associada a traumatismos e/ou qualquer deterioração de tecido corporal/orgânico.

Estabelecido um razoável entendimento sobre a definição e conceito de dor, convém, em sequência, se promover uma discussão sobre a relação entre os mecanismos condutores do estímulo da dor, matéria a ser discutida a seguir.

NOCICEPÇÃO E A TRANSMISSÃO DA DOR

O termo nocicepção pode ser entendido como um processo de transformação da sensação encaminhada por meio dos sensores nociceptivos, em um sentimento de dor, dimensionado por estruturas cerebrais. A condição plástica deste sistema senso-perceptivo permite-nos o controle cognitivo sobre a dor (noção), graças a uma série de núcleos próprios do cérebro. Assim sendo, a nocicepção é, em essência, o estado real de detecção de dor, uma vez que esta não é, em verdade, percebida no ponto de contato do agente indutor, mas sim, em centros nervosos tradutores.

O fenômeno que ocorre no ponto de contato é apenas o da sensação detectada por sensores especiais denominados nociceptores os quais fisiologicamente respondem apenas a contatos nóxicos "adequados", ou seja, em decorrência de uma lesão no tecido corporal, ou de um evento que possa resultar em lesão. Este contato nóxico "adequado" pode ser um evento térmico, mecânico ou químico, intenso o suficiente para gerar um potencial de ação nos aferentes primários do impulso doloroso. Este é um processo que ocorre na membrana axonal das fibras da terminação distal do neurônio aferente que é chamado de nociceptor (o restante da membrana não tem a propriedade de produzir este estímulo).

Os nociceptores se apresentam em três categorias distintas: o mecânico que responde à pressão intensa sobre o tecido, o térmico que sinaliza calor e/ou frio de alta intensidade e o químico de base responsiva a uma série de produtos irritativos e/ou substâncias que implicam em aumento de atividades neurais (ex., a histamina). Outros produtos químicos que podem estimular este tipo de receptores são prótons, ácido lático, ADP, KT e ATP e neurotransmissores tipo serotonina e acetilcolina entre outros. Já os nociceptores C-polimodais, como a própria definição caracteriza, detectam e respondem para todos os ativadores acima mencionados. Os nociceptores podem ser classificados como terminações nervosas livres das fibras A delta e C, e as fibras A beta, cerca de 20 % das fibras A alfa e beta são nociceptivas, e a maioria das fibras C e A delta também as são.

Quase todos os nociceptores são ativados pela estimulação mecânica, mas alguns são mecanicamente insensíveis (nociceptores polimodais). Os nociceptores relacionados com as fibras C respondem à estimulação mecânica e estimulação térmica e química. As fibras A delta medeiam à dor primária, bem delineada, induzida, descrita como picada. As fibras C medeiam a dor secundária ou alentecida, descrita como queima ou peso vago.

Com exceção feita ao cérebro (mas não às meninges) e outros poucos órgãos internos (ex., pulmão), os nociceptores encontram-se presentes em quase todo o nosso corpo incluindo a pele que o reveste, ossos, músculos, vasos sanguíneos, coração, na maioria dos órgãos internos (ex., rins e pâncreas) e nos nossos vários tipos de glândulas. Cabe aqui uma observação no sentido de deixar claro que a noção de estímulo adequado não se aplica a partes corporais que possam já estar lesionadas ou inflamadas, uma vez que nestes casos, o ponto de dor assume uma característica sensitiva não usual, deflagrando a dor mesmo por meio de estímulos muito mais "leves" do que o adequado. Esta sensibilidade aumentada de detecção nóxica é tecnicamente definida por hiperalgesia, fenômeno decorrente de um limiar de sensibilidade reduzido da célula prejudicada, aumento na intensidade de um estímulo doloroso e/ou em sensação de dor estimulada espontaneamente.

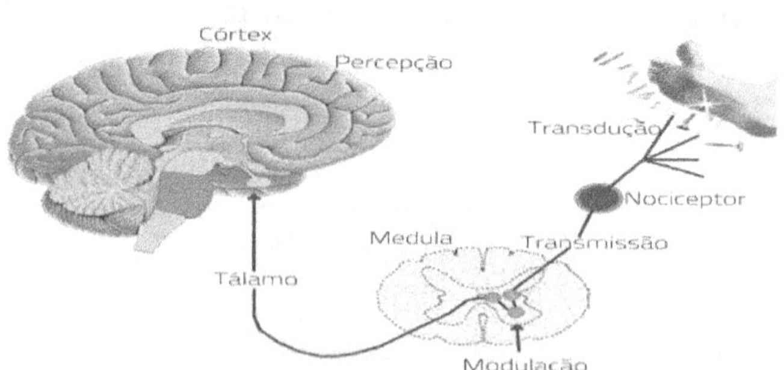

Figura 1.1: Transmissão do estímulo doloroso ao cérebro (Nocicepção). O estímulo da dor passa por um nociceptor, adentra pela medula, é modulado por interneurônios, segue para o cérebro por vias específicas e de preferência na transmissão das sensações, como, por exemplo, a via Lemnisco Medial em direção ao córtex para ser processado nos diversos centros de interpretação da dor (Fonte: Próprio Autor).

A hiperalgesia tem ainda naturezas primária ou secundária, condição determinada em função da aproximação do ponto de dor com a área lesionada. Diz-se que uma hiperalgesia é primária quando a sensibilidade extra se estabelece dentro ou bem em redor da área lesionada. A secundária ocorre quando a dor se estabelece em regiões circundantes à lesão. A figura 1.1 mostra o caminho mais direcional entre o ponto de ocorrência do estímulo à provocação de dor, até o nível de sua interpretação no cérebro. Em ambos os casos, o estímulo à dor é conduzido do ponto estimulado até a medula e daí, a posteriores centros nervosos, vias aferências próprias, como mostrado na Figura 1.1. Convém a notação aqui explicando que quando a sensação do contato nocivo (nocicepção) chega ao cérebro (Via tálamo), uma série de interconexões (não mostradas na Figura 1.1) é nele produzida até que a percepção do montante de dor, inerente ao acidente, seja concluída.

REFERENCIAS BIBILIOGRÁFICAS

Bremerich, A., Wiegel, W., Thein, T., & Dietze, T. (1988). Transcutaneous electric nerve stimulation (TENS) in the therapy of chronic facial pain: Preliminary report. Journal of Cranio-Maxillofacial Surgery, 16, 379-381.

Kunz, B., & Kunz, K. (2008). Complete Reflexology for Life: The Definitive Illustrated Reference to Reflexology for All Ages—from Infants to Seniors. Dorling Kindersley Ltd.

Melzack, R. (1987). The short-form McGill pain questionnaire. Pain, 30(2), 191-197.

Pais, A. (1991). Niels Bohr's times: In physics, philosophy, and polity. Oxford University Press.

Parsons, C. G. (2001). NMDA receptors as targets for drug action in neuropathic pain. European journal of pharmacology, 429(1-3), 71-78.

Pietikainen, P. (2015). Alchemists of human nature: Psychological utopianism in Gross, Jung, Reich and Fromm. Routledge.

Sutherland, W. G. (1990). Teachings in the Science of Osteopathy, Sutherland Cranial Teaching.

CAPÍTULO 2
VIAS NERVOSAS REFERENTES AS DORES

Autores:
Edson Santos Wanderley Junior
João Rafael Valentim Silva
Célio José Borges
Angeliete Garcez Militão
Vernon Furtado da Silva
Guanis de Barros Vilela Junior
Luís Felipe Silio
Gilson Ramos de Oliveira Filho
Daniel Delani
Bráulio Nascimento Lima
Ricardo Pablo Passos
Edinilson Castro Ribeiro
Domingos Edno Castro Ribeiro

VIAS NERVOSAS CONDUTORAS DA DOR PRIMÁRIA

Na ocorrência de uma deformação dolorosa no tecido, ou seja, um trauma no tecido (ou outra parte qualquer corporal/orgânica inervada), os seus nociceptores imediatamente detectam a deformação, iniciando a seguir uma sequência de impulsos em direção à raiz dorsal da medula espinhal localizada em nível a ela aproximado (KENDROUD; HANNA, 2019; MASSÉ-ALARIE; SALOMONI; HODGES, 2019). Estes impulsos trafegam na aferente primária composta por fibras tipo A-Delta e C-polimodais (FANG; ZHU; DUAN; XIE et al., 2020; HARDESTY; BOOTS; YAKOVENKO; GRITSENKO, 2019).

Uma diferença peculiar entre estes dois tipos de fibras decorre da diferença em condução muito maior da fibra A-Delta cuja velocidade se aproxima de 5 a 30 m/s, enquanto que na fibra C-polimodal a velocidade não é muito maior do que 2,25 m/s (FANG; ZHU; DUAN; XIE et al., 2020; FARDO; BECK; ALLEN; FINNERUP, 2019; SURYAWATI; ADIGUNA, 2019).

A velocidade de condução destas fibras é de suma importância ao processo de sensitização e/ ou modulação da dor (BRUMOVSKY; MCCARTHY; MALET; VILLAR, 2019), conforme será discutido mais à frente.

VIAS NERVOSAS CONDUTORAS DE DOR (AFERENTES).

Informações sobre dor e temperatura emanadas dos receptores somáticos em geral são conduzidas pela via geral somáticas para o córtex sensorial 3,1,2

(KARADIMAS; SATKUNENDRARAJAH; LALIBERTE; RINGUETTE et al., 2020). Convém observar que esta condução/transmissão obedece às seguintes etapas de fluxo: (1) Sensibilização de nociceptores, (2) informações sobre a consequência do evento, em referência à parte corporal atingida, trafegam por via de fibras de pequeno diâmetro do tipo A-Delta e nas do tipo C-Polimodal dos nervos espinhais (FARDO; BECK; ALLEN; FINNERUP, 2019).

As informações fluindo nas fibras A-Delta e nas C-Polimodais (3) atingem o corno posterior da medula espinhal (substância cinzenta). Esta parte da substância cinzenta consiste, em verdade, de uma grande quantidade de neurônios monopolares com corpo celular localizado na raiz dos gânglios posteriores. Após adentrarem a medula espinhal (4) as fibras tomam diferentes rumos, sendo umas em direção ao centro nervoso e outras em direção oposta na via dorsolateral, localizada no topo do corno posterior e próximo à raiz posterior dessa via (EZATI; GHANNADI; MCPHEE, 2019; TEIXEIRA-MACHADO; ARIDA; DE JESUS MARI, 2019; VAUGHAN-GRA-HAM; PATTERSON; ZABJEK; COTT, 2019)

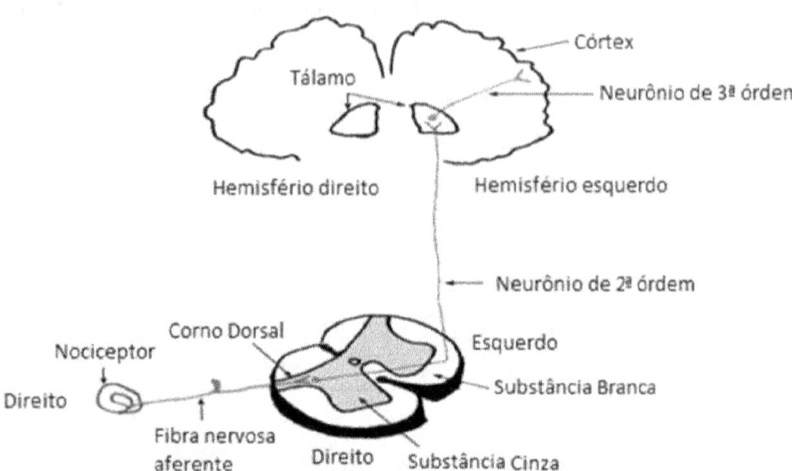

Figura 2.1. Mostra uma visão simplificada da via geral nocicep-

tiva (Fonte do próprio autor)

Após tomarem as direções (a) via centro nervoso e (b) via região dorso lateral da medula, as fibras (5) fazem sinapses nas lâminas III e IV da medula em linha. Neurônios residentes nestas lâminas, ou seja, da medula de entrada, atingindo inclusive parte da substância branca onde ascende na via espinotalâmica (AL-CHALABI; GUPTA, 2019). Quando atinge o nível da ponte (6) esta via aproxima-se (juntando-se) ao lemnisco médio e daí para o tálamo (Porção ventro-lateral). Algumas das fibras antes de atingirem o tálamo, tomam a rota da formação reticulada do tronco encefálico cujos neurônios formam vias de impulso particularmente importantes às sensações de calor em progressão lenta, dor intensa e outras, como também em ativação psicológica (ou arousal), fazendo sinapse posteriormente no núcleo intralaminar do tálamo para terminar no córtex pré-frontal, hipocampo e outras estruturas relacionadas ao sistema límbico (AL-CHALABI; GUPTA, 2019). Esta via límbica está naturalmente associada com estados emocionais relacionados à dor (medo, angústia, sofrimento e outros).

REFERENCIAS

AL-CHALABI, M.; GUPTA, S. Neuroanatomy, Spinothalamic Tract. In: StatPearls [Internet]: StatPearls Publishing, 2019.

BRUMOVSKY, P. R.; MCCARTHY, C. J.; MALET, M.; VILLAR, M. J. Neurobiology of Pain: A Humanistic Perspective. In: Psychiatry and Neuroscience Update: Springer, 2019. p. 23-42.

EZATI, M.; GHANNADI, B.; MCPHEE, J. A review of simulation methods for human movement dynamics with emphasis on gait. Multibody System Dynamics, 47, n. 3, p. 265-292, 2019.

FANG, Y.; ZHU, J.; DUAN, W.; XIE, Y. et al. Inhibition of Muscular Nociceptive Afferents via the Activation of Cutaneous Nociceptors in a Rat Model of Inflammatory Muscle Pain. Neuroscience bulletin, 36, n. 1, p. 1-10, 2020.

FARDO, F.; BECK, B.; ALLEN, M.; FINNERUP, N. Beyond labeled lines: A population coding account of the thermal grill illusion. Neuroscience & Biobehavioral Reviews, 2019.

HARDESTY, R. L.; BOOTS, M. T.; YAKOVENKO, S.; GRITSENKO, V. The primary afferent activity cannot capture the dynamical features of muscle activity during reaching movements. bioRxiv, p. 138859, 2019.

KARADIMAS, S. K.; SATKUNENDRARAJAH, K.; LALIBERTE, A. M.; RINGUETTE, D. et al. Sensory cortical control of movement. Nature neuroscience, 23, n. 1, p. 75-84, 2020.

KENDROUD, S.; HANNA, A. Physiology, nociceptive pathways. In: StatPearls [Internet]: StatPearls Publishing, 2019.

MASSÉ ALARIE, H.; SALOMONI, S. E.; HODGES, P. W. The nociceptive withdrawal reflex of the trunk is organized with unique muscle receptive fields and motor strategies. European Journal of Neuroscience, 50, n. 2, p. 1932-1947, 2019.

SURYAWATI, N.; ADIGUNA, M. S. CHRONIC PRURITUS IN ATOPIC DERMATITIS. depression, 1, n. 5, p. 6, 2019.

TEIXEIRA-MACHADO, L.; ARIDA, R. M.; DE JESUS MARI, J. Dance for neuroplasticity: A descriptive systematic review. Neuroscience & Biobehavioral Reviews, 96, p. 232-240, 2019.

VAUGHAN-GRAHAM, J.; PATTERSON, K.; ZABJEK, K.; COTT, C. A. Important Movement Concepts: Clinical Versus Neuroscience Perspectives. Motor control, 23, n. 3, p. 273-293, 2019.

CAPÍTULO 3
MECANISMOS DESENCADEADORES DA DOR

Autores:
Silvia Teixeira de Pinho
Vivian Susi de Assis Canizares
João Rafael Valentim Silva
Vernon Furtado da Silva
Daniel Delani
Edinilson Castro Ribeiro
Domingos Edno Castro Ribeiro
Luís Felipe Silio
Bráulio Nascimento Lima
Ricardo Pablo Passos
Guanis de Barros Vilela Junior

OBJETIVOS DO CAPÍTULO

- descrever a natureza multifatorial da dor
- distinguir a dor crônica dentro da dor contínua
- apresentar características clínicas da síndrome da dor crônica (SDC)
- descrever várias ferramentas para identificação da dor
- descrever os componentes da dor

• descrever o papel do fisioterapeuta num tratamento interdisciplinar da SDC e fornece exemplos de documentação

• ilustrar o papel do fisioterapeuta no tratamento da SDC como parte de um programa interdisciplinar com estudo de caso.

Na ocorrência de um trauma sobre uma estrutura periférica, substâncias nociceptivas são liberadas pelos tecidos traumatizados. Uma destas substâncias, a Prostaglandina, diretamente atinge o corpo nociceptor que em seguida inicia impulsos de dor na via primária aferente em direção à medula espinhal.

Bradekin, outro peptídeo (Dica para o leitor – Descrever o que é peptídeo e descrever a função deste na dor), no seu processo de visualização se dispersa por toda a área afetada (em estado de dor), prejudicando a sua vascularização e causando a liberação da substância P (pain substance) com função irritativa sobre os nociceptores.

A permanência dessa substância na área do evento traumático serve para manter os nociceptores ativados e, consequentemente, a dor local, sendo a sua dimensão quantificada pelo cérebro. O evento do trauma produzido sobre uma estrutura periférica produz também mudanças na bioquímica da vascularização, estas decorrentes das mudanças em estruturas vasculares. Isto porque, um trauma produzido sobre os vasos sanguíneos tende a promover a constrição destes vasos em função da serotonina liberada em decorrência do trauma. Seguindo a serotonina, outra substância denominada histamina é também liberada durante o evento do trauma, fato que promove um alongamento demasiado das paredes dos vasos e um consequente edema na área afetada.

Outra consequência da transmissão da dor é o espasmo que esta produz no (s) músculo (s) subjacente (s) à região afetada, em decorrência de um mecanismo de "retorno" reflexivo. Isto é, tão logo que o impulso da dor atinge as lâminas I ou II (zona marginal) do corno dorsal da medula, um reflexo mononeural ativa a região medular anterior produzindo contato nas fibras extrafusais do músculo subjacente ao trauma, provocando nele um evento de espasmo.

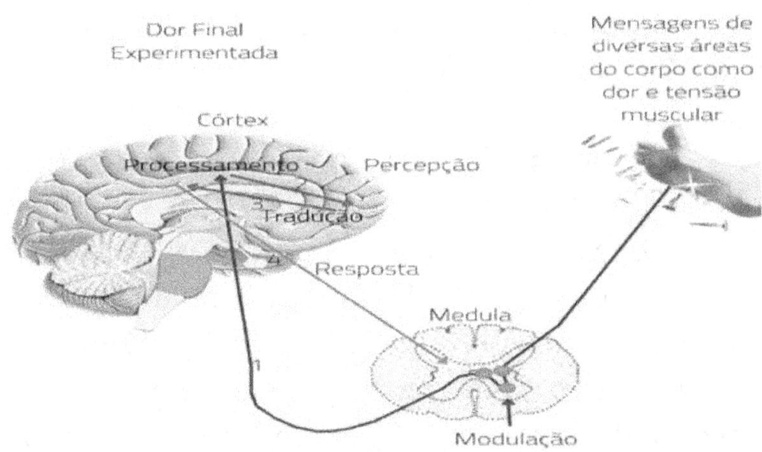

Figura 3.1. Mostra o impulso nociceptivo enviado por vias próprias ao corno medular, no exemplo, um objeto ferindo o pé (mecanoreceptores), sendo essas informações enviadas ao cérebro (áreas 3, 1, 2 do córtex sensorial) para a compatível percepção de dor. O cérebro medeia essa percepção via impulsos descendentes para interneurônios mediadores do quantitativo da dor produzida.

Como o reflexo se reproduz em sequência, o espasmo muscular continua. Estes sucessivos espasmos resultam em um processo isquêmico no músculo e a liberação de ácido lático, este produzindo ativação dos nociceptores do músculo respectivo.

O impulso nociceptivo resultante é novamente enviado ao corno medular dorsal, ativando outra vez o reflexo mononeural que, por sua parte, produz um novo espasmo muscular. Esta série de repetições espasmódicas mantém o sistema em um estado permanente de nocicepção, ou seja, de percepção da dor.

REGULAÇÃO DA DOR VIA MECANISMOS CENTRAIS (MODULAÇÃO DA DOR)

Uma das mais importantes teorias que explicam o controle da dor por meio de mecanismos neurais foi elaborada por Melzack e Wall, descrita no seu livro The Challenge of Pain em 1983. Esta teoria denominada Gate Theory of Pain propõe a inibição da transmissão do impulso da dor por via de ativação concorrente de um neurônio mecanorreceptor cujo axônio excita um interneurônio inibidor do neurônio de projeção dos impulsos de dor para cérebro. Essa sequência de mecanismos implícitos na referida teoria está mostrada na Figura 3.2.

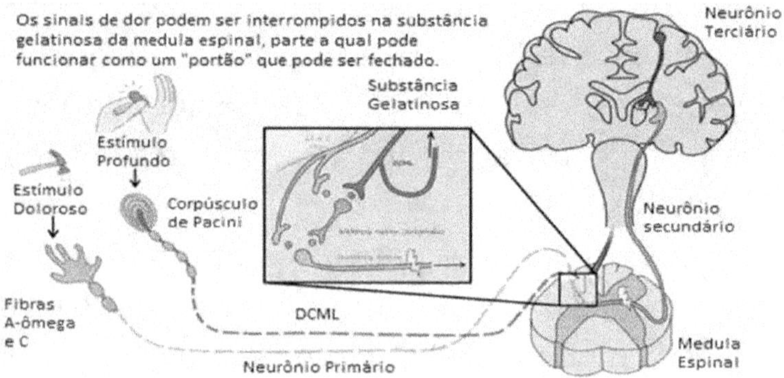

Figura 3.2. Circuito principal de regulação da dor por mobilização de interneurônios moduladores, mostrado no quadro em destaque nesta presente figura.

O termo modulação da dor tem alguns sentidos. Dentre eles, o que se refere à adequação da dor em si. A questão sobre como isto é feito será respondida a seguir. Associada a Teoria de Melzack e Wall, a explicação do impulso da dor para o cérebro poderia ser assim estruturada:(1) axônios (fibras A-Delta e C-polimodais) de nociceptores atingem o corno posterior da medula, fazendo sinapses nas suas lâminas I, II, III e VI. A lâmina I recebe as fibras axônicas A-Delta e C, a lâmina II, ou substâncias gelatinosas, recebe fibras C-Polimodais, enquanto que as lâminas III e VI recebem os impulsos nóxicos das fibras A-Delta e impulsos não nóxicos (fibras A-a e A-b) de receptores mecânicos; (2) os neurônios dos cornos dorsais que enviam axônios em direção central, via a trajetória Espinotalâmica, são excitadas pelas fibras C-Polimodais (impulsos nociceptivos) que tanto inibem o interneurônio mediador do impulso nóxico para o cérebro, quanto excita o neurônio de projeção desse sinal; Do tálamo, a etapa seguinte do impulso da dor, (3) do tálamo axônios de neurônios de terceira ordem fazem sinapses no giro pós-central do córtex somatosensorial primário, áreas (3,1,2), concluindo-se, então, nestas, o circuito da dor, fenômeno que finalmente temina sob forma de uma devida integração do impulso. Na Figura 1.5 essas etapas são mostradas de forma simplificada condensando as etapas da nocicepção, a modulação e a etapa de envio da dor regulada por interneurônios.

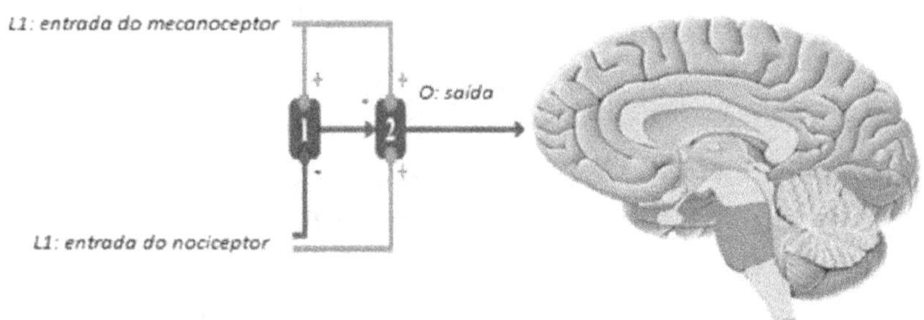

Figura 3.3. Resumo gráfico da mediação produzida por impulsos nociceptivos e mecanoceptivos em interneurônios medulares, culminando com um impulso de saída da mediação da dor em nível medular à interpretação dessa em centros nervosos altos.

Na visão elaborada na Teoria de Melzack e Wall os impulsos sensoriais por vias das fibras axônicas não nóxicas A-a ou A-b, podem concorrentemente excitar o interneurônio (inibidor) mediador do neurônio de projeção, fazendo suprimir um impulso de dor deflagrado pela projeção das fibras A-Delta e C-nociceptivos conforme mostrado anteriormente na figura 3.2, especificamente no quadro em destaque naquela figura, a qual expressa uma condição funcional que será abordada a seguir.

REGULAÇÃO DA DOR PELO CÉREBRO

Em instâncias anteriores, a função do cérebro na regulação da dor por meios de impulsos vias-sensoriais foi apresentada em consonância com a Teoria de Melzack e Wall. Entretanto, convém observar que o quadro produzido em torno desta Teoria teve como base, a ideia de que a excitação das vias axônicas não nóxicas (A-a e A-b dos receptores mecânicos), concorrentemente à excitação das vias axônicas nociceptivas (fibras A-Delta e C-Polimodais), poderia suprimir o impulso de dor na trajetória espinotalâmica para o cérebro, ou seja, uma via da medula espinhal adentrando o córtex sensorial via tálamo. Esta mediação de dor parece não ser muito adequada na vida real, uma vez que o "sensor" periférico da via supressora proposto, não pode, por ele mesmo, desencadear uma ação mediadora da dor.

No máximo o que se pode pensar a este respeito é que um mecanismo de regulagem periférica da dor pode, em contextos naturais, pode apenas atenuar a corrente dolorosa até a um determinado ponto. Sendo que o ponto de determinação desta é, em grande parte, dimensionado por substâncias químicas (sustância P e provavelmente outros pepitídeos) que causam um potencial excitatório pós-sináptico de longo termo nos neurônios nociceptivos, tipicamente os específicos da medula espinhal, fato que ajuda a perpetuação do efeito nóxico do impulso da dor.

Na verdade, nenhuma ou quase nenhuma modulação natural de dor ocorre independentemente do controle do Sistema Nervoso

Central (SNC). Assim sendo, a modulação periférica desta depende de controles artificiais, quase sempre com uso de estratégias medicamentosas ou terapêuticas que são dimensionadas de acordo com a natureza e intensidade da dor.

Por exemplo, evidências têm também comprovado que tanto o uso de medicamentos inflamatórios que não contenham asteroides, quanto o uso de gelo podem aumentar o limiar de despolarização dos nociceptores, prevenindo, com isto, o disparo do impulso da dor na via primária aferente.

Em uma mesma linha, considerando-se que um peptídeo como a substância P, por exemplo, ajuda à perpetuação do efeito nóxico do impulso da dor, a retirada (enxugamento) deste peptídeo é, sem dúvida, uma estratégia moduladora coerente. Neste caso o uso de anti-inflamatório e de agentes térmicos, podem ser providências adequadas no sentido de minimização ou ao cessar de dor presente, sem ocorrências de traumas mecânicos periféricos. Voltando-se à noção à modulação de dor anteriormente aqui apresentada e mantendo que alguns dos neurônios no corno medular dorsal (os que projetam axônios para o cérebro por meio da via espinotalâmica) podem ser experimentalmente inibidos por injunções elétricas produzidas pericamente nas fibras axônicas tipo A-a e A-b (fibras não nóxicas que atuam sobre neurônios de segunda ordem e são inibidores dos neurônios de projeção de dor), possibilidades existem de que por outras formas seja possível: 1) Se promover este controle medular por ações diretas do cérebro sobre estes neurônios, e 2) ou pela estimulação dos mesmos por função das próprias raízes dorsais. As duas formas de intervenção que podem prevenir ou minimizar a fluência de dor para os centros nervosos mediadores centrais ocorrem, portanto, em razão de Intervenções periféricas e amplificações centrais.

Enquanto as intervenções periféricas se limitam às algumas poucas estratégias estruturadas a partir do uso de drogas anti-inflamatórias (sem componentes de esteroides) e agentes térmicos (com o propósito de se alterar o limiar de despolarização celular), a intervenção em nível de sensibilização central é bem variada e eficiente.

Um dos mais adequados e seguros métodos neste tipo de intervenção é a utilização do TENS. Na aplicação do TENS, o princípio norteador é derivado da Teoria de Melzack e Wall (1965), já apresentada anteriormente.

O racional deste uso pode ser explicado nos seguintes termos:

(1)   A fibra tipo A-b, que transporte estímulos não nóxicos, pode ser ativada por meio de "toques" em um local de dor pré-determinado;

(2)   Esta fibra termina no mesmo ponto do corno medular sobre o qual a fibra conduzindo impulsos nociceptivos termina (A-Delta e C-Polimodais);

(3)   Considerando que o primeiro tipo de fibra (A-b) é condutora muito mais rápida do que as nociceptivas, se esta for ativada, os seus impulsos não nóxicos não irão atingir tal ponto, antes dos impulsos nóxicos;

(4)   Assim sendo, ao tempo em que os impulsos nóxicos atinjam o ponto referido, este deverá estar em um estado de "refratariedade" e menos "sensível" aos impulsos da dor. Isto deve resultar em uma interrupção temporária no circuito nociceptivo.

Essas configurações implícitas no circuito da dor podem ser inferenciadas com base na Figura 1.5 (apresentada abaixo) esquematizada em uma ordem associada à sequência do circuito do Arco-reflexo.

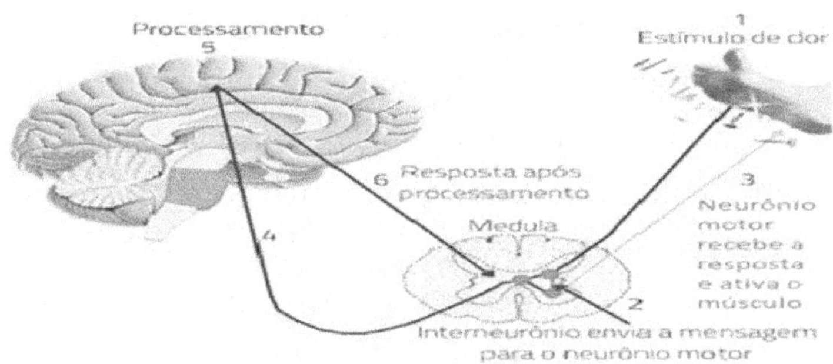

Figura 3.4: Esquema do arco reflexo. (1) Estímulo da dor; (2) o interneurônio envia uma mensagem ao neurônio motor antes dela ser enviada ao córtex; (3) o estímulo do neurônio motor comanda a musculatura para a retirada do local afetada pela dor, em seguida (4), o estímulo continua seguindo em direção ai córtex para a área (3,1,2) com o objetivo de ser interpretada, logo, ao chegar às áreas responsáveis por interpretar as sensações (5) há uma interconexão com outras áreas da consciência, processamento e interpretação e, finalmente (6) uma resposta é enviada de volta à medula espinal com o objetivo de que uma resposta motora consciente aconteça, em contraste com uma resposta motriz que foi iniciada pelo arco reflexo.

De fato, a adequação do TENS à mediação da dor é bem antiga, tendo a sua base fundamental estruturada, como já dito, na teoria da "Porta de Controle da Dor" de Melzack e Wall (1965), que propiciou o entendimento sobre a racionalidade da terapia realizada com o uso da estimulação elétrica transcutânea, com grande sucesso em tratamento de lesões de nervos periféricos, em dor do tipo membro fantasma (ex., Krainick e Thoden, 1976; Krischek-Bremerich, 1985, Neuralgia crônica –

Bornstein, 1985) e lesões espinhais e dor músculo esquelética (Melzack, 1987; Melzack, 1990).

Registros e pesquisas recentes têm indicado o uso de TENS também com o objetivo de alivio de dor crônica facial. Dor que normalmente advém de nevralgias, trauma de cirurgia ou tumor. A lógica de aplicação é a mesma que a utilizada em doses corporais mais gerais, mas que obviamente tem o sistema de vias nervosas diferente. A figura 3.5, mostra o uso do TENS em uma terapia muscular

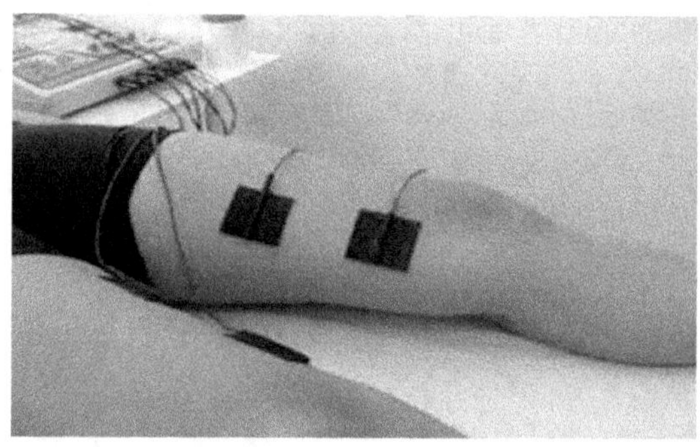

Figura 3.5. Aplicação do TENS em uma situação de terapia de dor muscular

A estimulação elétrica nervosa transcutânea é uma terapia que tem a finalidade de influenciar e modular processos de neurocondução atuando como liberadora de opióides endógenos em relação à medula e a hipófise. Em muitos casos sua prática é direcionada ao manejo da dor advinda de várias causas, incluindo algumas doenças ósseas metastáticas. Além de ser uma modalidade terapêutica não invasiva, não oferece risco de interação com medicamentos e se caracteriza por sua função estimuladora de nervos periféricos que se reflete em alívio de dor.

Tendo como fundamentos teóricos uma base na Teoria do Portal (Melzack e Wall, 1983) a sua corrente de intermediação fisiológica parte da função do estímulo transcutâneo que desencadeia (1) uma corrente elétrica, via pele (2) até certos mecanoceptores periféricos, essa corrente sendo conduzida A-Beta, até (3) interneurônios específicos e estes (4) atuando para inibir a retransmissão dos estímulos dolorosos intrinsicamente associados às fibras A-Delta e as fibras do tipo C.

Conforme explicado anteriormente, os efeitos analgésicos da aplicação do TENS se relacionam ao fechamento da entrada, ou portão, em referência às colunas dorsais da medula espinhal. Esse mecanismo tem sido descrito na literatura como capaz de promover à liberação de opióides endógenos interativos a minimização de uma dor sendo tratada. Como já bem referenciado na literatura associada à aplicação do TENS, essa quando funcionando em um nível de alta intensidade tende a induzir a liberação de substâncias opióticas tanto em níveis encefálicos quanto medulares (Letaif OB, Pedrinelli A, 2015).

Bremerich, et. al. (1988), aconselha, com grande ênfase, o uso deste instrumento em situações de dor facial em virtude da sua eficiência na cessação de dor e simplicidade de uso. Testando a eficiência do método estes autores trataram cerca de 30 participantes com dor oriunda de trauma físico e decorrente de cirurgias associadas, verificaram significativos benefícios do tratamento em 27 do total de pacientes estudados. Outro significativo ganho pelo uso do TENS em terapia facial é a grande diminuição em ingestão de droga, fato também comprovado por Bremerich e associados (1988).

Ihalainen (1978), Hachan, (1978) e Eriksson, Sjolund et. al.al. (1984) já haviam mostrado os benefícios da aplicação do TENS em dor facial com o mesmo nível de sucesso mostrado pelos autores anteriores. Em terapia orofacial o uso do TENS se tornou bem comum sendo objeto de pesquisa com utilização de grupo placebo em casos específicos de doenças reumáticas (Moystad, et. al, 1990; Graff-Randford, et. al, 1989), trauma dentário (Pott, et. al, 1986; Hanssow e Ekblom, 1980) e neuralgia em situações pós-tratamento de herpes (Nathan e Wall, 1974). Também em ampla aplicação a técnica de eletroestimulação tem sido inclusive utilizada em terapia de angina crônica intratável (ex.

Mannheimer, et. al, 1982; Mannheimer, et. al, 1990; Nitz e Cheras, 1993).

Os resultados destes estudos têm dado significativo suporte à aplicação desta técnica também neste tipo de acidente ou caso patológico. Isto é, principalmente indicado como tratamento adjunto ao tratamento medicamentoso que por si só não produz um controle efetivo no quadro de angina, por exemplo. Um grande quantitativo de estudos nesta linha demonstra que a TENS pode ser adotada para o tratamento de qualquer sintomatologia dolorosa bastando, em grande parte, do entendimento que um terapeuta usuário possa ter sobre o mecanismo da intercorrência neurofisiológica que a aplicação do método produz.

Sumarizando, este capítulo apresentou uma visão simplificada da anatomia e fisiologia da dor crônica e aguda. Faz-se aconselhável que o estudante nesta área profissional possa ter conhecimento bastante detalhado deste material, considerando a necessidade da intervenção fisioterápica no controle e cuidado da dor em pacientes em estados de algias de qualquer que seja a natureza. Observa-se que para tanto, uma grande variedade de técnicas já foi desenvolvida para uso nesta direção, mas sendo apresentadas aqui apenas indicações para o uso do TENS como uma ferramenta bem efetiva para o tratamento e de estados de dor em um contínuo amplo.

REFERÊNCIAS BIBLIOGRÁFICAS:

AllanSiegelClaudia B.Pott. (1988). Neural substrates of aggression and flight in the cat. Progress in Neurobiology. V31(4), 261-283.

Bremerich, A., Wiegel, W., Thein, T., & Dietze, T. (1988). Transcutaneous electric nerve stimulation (TENS) in the therapy of chronic facial pain: Preliminary report. Journal of Cranio-Maxillofacial Surgery, 16, 379-381.

Eriksson, M. B., Sjölund, B. H., & Sundbärg, G. (1984). Pain relief from peripheral conditioning stimulation in patients with chronic facial pain. Journal of neurosurgery, 61(1), 149-155.

Graff-Radford, S. B., Reeves, J. L., Baker, R. L., & Chiu, D. (1989). Effects of transcutaneous electrical nerve stimulation on myofascial pain and trigger point sensitivity. Pain, 37(1), 1-5.

G. Klein, M. Langegger, C. Goridis, P. Ekblom. (1988). Neural cell adhesion molecules during embryonic induction and development of the kidney. Development 102, 749-761

Ihalainen, U., & Perkki, K. (1978). The effect of transcutaneous nerve stimulation (TNS) on chronic facial pain. Proceedings of the Finnish Dental Society. Suomen Hammaslaakariseuran toimituksia, 74(4), 86.

Krainick, J. U., & Thoden, U. (1976). Schmerzphänomene bei Amputierten. Neurochirurgia, 19(02), 72-80.

Krischek-Bremerich, P. (1985). Der therapeutische Wert der transcutanen Nervenstimulation bei Amputierten (Doctoral dissertation, Verlag nicht ermittelbar).

Letaif OB, Pedrinelli A. (2015). Lombociatalgia: avaliação clínica, exames complementares e diagnóstico diferencial.

Mannheimer, C., Carlsson, C. A., Ericson, K., Vedin, A., & Wilhelmsson, C. (1982). Transcutaneous electrical nerve stimulation in severe angina pectoris. European Heart Journal, 3(4), 297-302.

Mannheimer, C., Emanuelsson, H., & Waagstein, F. (1990). The effect of transcutaneous electrical nerve stimulation (TENS) on catecholamine metabolism during pacing-induced angina pectoris and the influence of naloxone. Pain, 41(1), 27-34.

Melzack, R. Wall, PD (1983). The challenge of pain.

Melzack, R., & Wall, P. D. (1965). Pain mechanisms: a new theory. Science, 150(3699), 971-979.

Melzack, R. (1990). Phantom limbs and the concept of a neuromatrix. Trends in neurosciences, 13(3), 88-92.

Møystad, A., Krogstad, B. S., & Larheim, T. A. (1990). Transcutaneous nerve stimulation in a group of patients with rheumatic disease involving the temporomandibular joint. The journal of prosthetic dentistry, 64(5), 596-600.

Nathan, P. W., & Wall, P. D. (1974). Treatment of post-herpetic neuralgia by prolonged electric stimulation. Br Med J, 3(5932), 645-647.

Nitz, J., & Cheras, F. (1993). Transcutaneous electrical nerve stimulation and chronic intractable angina pectoris. Australian Journal of Physiotherapy, 39(2), 109-113.

Yew, D.T.: Ling Wong. S. L., and Ha Chan, Y. (1977). The effects of alcohol on the visual cells of the chicks.

Acta Anatomica, V97, 404-419.

CAPÍTULO 4
A DOR E A MENTE HUMANA: UMA ANÁLISE TEÓRICA

Autores:

Katia Maria Marques de Oliveira
Vivian Susi de Assis Canizares
Guanis de Barros Vilela Junior
Luís Felipe Silio
Vernon Furtado da Silva
João Rafael Valentim Silva
Silvia Teixeira de Pinho
Edinilson Castro Ribeiro
Ricardo Pablo Passos
Angeliete Garcez Militão
Célio José Borges

Objetivos do capítulo

Ao final da leitura e análise deste capítulo é esperado que o estudante leitor seja capaz de descrever algumas das relações entre o evento da dor orgânica e as teorias que dão suporte ao estudo deste fenômeno. Além disso, a expectativa e de que o mesmo possa entender como direcionar esse conhecimento para aplicações práticas, em terapias associadas ao tratamento da dor em pacientes portadores deste mal.

INTRODUÇÃO

A dor física como foi explicada no capítulo anterior e como o será em outros posteriores, refere-se, em primeira instância, a uma relação entre corpo e mente apreciando-se a mente como um conjunto de estruturas e processos nervosos interpretadores de situações de equilíbrio e desequilíbrio homeostático, referenciado em uma relação integrada de corpo-organismo.

Isto quer dizer que a referência à dor, neste contexto, está associada às configurações encefálicas que ponderam os valores dos distúrbios corporais, quer em situação de distúrbios vinculados ao organismo interno ou externo, bem como a elementos externos nocivos.

As abordagens teóricas e práticas tradicionalmente utilizadas no tratamento e controle deste problema têm normalmente como essência intervenções de tipo medicamentosas e/ou outras de procedimentos alternativos e clássicos, comumente denominadas por práticas terapêuticas.

Neste presente capítulo as abordagens alternativas mais comuns serão apresentadas em relação a problemas emocionais devido ao fato de serem estas, segundo as orientações da medicina oriental, as que caracterizam o maior percentual de agentes de dor no homem. Para bem localizar a questão da "dor emocional" faz-se necessário, como preâmbulo, proceder-se uma discussão em torno de uma relação dualista entre corpo e mente contrariamente às posições teóricas não dualistas que descrevem mente e corpo como uma só entidade.

Há de se compreender, entretanto, que não existe nenhuma intenção aqui de se polemizar em torno de qualquer que seja a teoria mais correta ou menos assim. Isto é feito apenas no intuito de se facilitar o entendimento sobre o efeito relacional/funcional de corpos entre si, e de suas transcendências químico-eletro-físicas. Para se proceder neste objetivo, convém primeiro se rebuscar o manancial teórico que reflete o substrato da base teórica que hoje sustenta o cientificismo necessário a este estudo em questão.

HISTÓRICO DA FÍSICA CLÁSSICA ATÉ A TEORIA DO NÃO DUALISMO

Sem a intenção de fazê-lo, a princípio, a declaração de Whitehead (1967), constitui um marco na investigação científica: O progresso da ciência alcançou agora um ponto decisivo. Os fundamentos estáveis da física partiram-se. Os velhos fundamentos do pensamento científico estão ficando ininteligíveis. Tempo, espaço, matéria, material, éter, eletricidade, mecanismo, organismo, configuração, estrutura, modelo, função, tudo requer reinterpretação.

Pode-se questionar sobre que sentido haverá em falar sobre uma explanação mecânica se não sabemos sequer o que queremos dizer com mecânica? Desta afirmação teria se derivado o Princípio da Incerteza de Heisenberg, marcando o fim do enfoque clássico e puramente dualístico da realidade.

Cabe no momento ressaltar que a revolução quântica não foi tão cataclísmica porque atacou uma ou duas conclusões da física clássica, mas porque investiu contra a sua própria pedra angular, o fundamento sobre o qual se erigiu todo o edifício, a saber, ¾ o dualismo de sujeito e objeto. Supunha-se que era real o que podia ser objetivamente observado e medido; entretanto, estas "realidades finais" não podiam ser totalmente observadas nem medidas, em nenhuma circunstância. Por tal fato, o que se pode constatar hoje sobre a realidade de muitas teorizações antigas seria que as mesmas se mostravam em um formato escorregadio da realidade.

Mais ou menos na ocasião em que a estrutura rígida do dualismo científico estava desmoronando na Física, o matemático Göel (1965) escrevia um tipo de análogo lógico do Princípio da Incerteza de Heisenberg, conhecido como o Teorema da Incompletude, o qual incorporava uma rigorosa demonstração matemática de que todo sistema abrangente de lógica há de ter, pelo menos, uma premissa que não pode ser provado nem verificado sem contradições.

Para Wilber (1995): Nenhum sistema observador pode observar-se enquanto observa. O vidente não pode ver-se vendo. Todo olho tem um ponto cego. E é precisamente por essa razão que na base de todas as tentativas dualísticas só encontramos:

Incerteza, Incompletude!

No fundo do mundo físico, um Princípio de Incerteza, no fundo do mundo mental, um teorema de Incompletude — a mesma brecha, o mesmo universo que se esquivava a si próprio, o mesmo estado de alguma coisa deixada de fora. (E vamos encontrar idêntico princípio operando psicologicamente na geração do inconsciente (p. 32)).

As conclusões deduzíveis das introvisões da revolução quântica são numerosas. Estas são tão numerosas, com efeito, que a maioria dos filósofos modernos cita o Princípio da Incerteza de Heisenberg e a Mecânica dos Quanta de Schroedinger como prova verdadeira de qualquer teoria em que acertam de acreditar. Nessas afirmações de Heisenberg (1958) e Schroedinger (1964), repousam conclusões de peso que ainda hoje dispomos a respeito da dinâmica quântica. A conclusão de Werner Heisenberg não deixa margem a qualquer dúvida:

> "Desde o princípio estamos envolvidos na disputa entre a natureza e o homem, em que a ciência desempenha apenas uma parte, de sorte que a divisão comum do mundo em sujeito e objeto, mundo interior e mundo exterior, corpo e alma, já não é apropriado e nos acarreta dificuldades".

Em última análise, o universo é uma teia infinita de eventos mutuamente inter-relacionados. Nenhuma das propriedades de qualquer parte dessa teia é elementar e fundamental; todas elas refletem as propriedades de outras partes. É, portanto, a consciência global de suas mútuas inter-relações que determina a estrutura de toda a rede e não qualquer outro componente específico.

Abandonar o dualismo foi exatamente o que fizeram os novos físicos. Além de renunciarem à divisão ilusória entre sujeito e objeto, onda e partícula, o dualismo vertente entre mente e corpo, o mental correspondentemente ao material, a nova física dos ¾ que com a ajuda de Albert Einstein ¾ renunciou ao dualismo de espaço e tempo, energia e matéria e até de espaço e objetos. O universo está construído de tal maneira, observou Bohr (1934), que o oposto de uma proposição verdadeira é uma proposição falsa, mas o oposto de uma verdade profunda é, em geral, outra verdade profunda.

Vê-se, no contexto ora em desenvolvimento, ser de suma importância mencionar-se a abordagem "bootratap" formulada por Chew (1968). Ainda que essa abordagem tenha sido formulada especialmente para apenas um tipo de partículas subatômicas ¾ o hadríon ¾ ela representa, em suas consequências, um entendimento filosófico compreensível da natureza.

Segundo a Filosofia "bootatrap" a natureza não pode ser reduzida a quaisquer entidades fundamentais como partículas elementares ou campos. Ela deve ser entendida inteiramente e referentemente à sua autoconsciência.

O universo não pode ser compreendido, como no modelo newtoniano e seus derivados, como uma reunião de entidades que não podem ser analisadas a fundo e que representam dados apriorísticos. A Filosofia "bootatrap" da natureza rejeita a existência de componentes básicos da matéria e não aceita leis fundamentais da natureza ou princípios mandatórios, quaisquer que sejam. Todas as teorias de fenômenos naturais, incluindo leis naturais, são consideradas, por ela, criações da mente humana. São esquemas conceituais que mais ou menos representam aproximações adequadas e não deveriam ser confundidas com descrições corretas da realidade ou com a própria realidade. A história da Física do século X revela não tem sido fácil à transcorrência do crédito ao dualismo para a aceitação do não dualismo. Ela, a história, se mostra em momentos de consideráveis conquistas em direção ao não dualismo, mas também através de desordem conceitual, confusão e dramáticos conflitos humanos. Os Físicos precisaram de longo tempo para abandonar as premissas básicas da Física Clássica e a concordante visão da realidade.

A nova Física precisava de mudanças nos conceitos de matéria, espaço, tempo e causalidade linear; precisava também do reconhecimento de que os paradoxos representam um aspecto essencial do novo modelo do universo. Mesmo muito depois do formalismo matemático da teoria da relatividade e o da teoria quântica ter sido completado, aceitos e assimilados na corrente principal da ciência, os físicos ainda não se mostravam unânimes sobre a interpretação filosófica e as implicações metafísicas desses esquemas de pensamento.

Assim, em relação apenas à teoria quântica, há muitas importantes interpretações do formalismo matemático envolvido (Jammer, 1974; Pagels, 1982).

Em seu livro A New Science of Life, Rupert Sheldrake (1981), sugere a hipótese de todos os sistemas serem regulados não somente por energia e fatores materiais conhecidos, mas também por campos invisíveis de organização.

Sheldrake chamou a essa matriz invisível Campo Morfogenético. A ação desse campo envolve ação à distância, assim no espaço como no tempo. Em lugar de ser determinada por leis físicas alheias ao tempo, à forma depende da ressonância mórfica através do tempo. Isso quer dizer que os campos mórficos se propagam através do espaço e do tempo e que os eventos passados influenciam outros sucessos em toda parte. O mais recente desafio ao pensamento mecanicista é a teoria do biólogo e bioquímico britânico Sheldrake (1981), na obra revolucionária e altamente controvertida denominada Uma Nova Ciência da Vida. O autor tece uma crítica das limitações da força explanatória da ciência mecanicista e sua inabilidade para encarar problemas de significância básica, nas áreas da morfogenia, durante o progresso individual e a revolução das espécies, da genética ou de formas instintivas e mais complexas do comportamento. A ciência mecanicista trata apenas do aspecto quantitativo dos fenômenos, procedimento que Sheldrake chama de causação energética. Ela nada mostra do aspecto qualitativo ¾ o desenvolvimento de formas ou a causação formativa. Na concepção do autor, os organismos vivos não são apenas máquinas biológicas complexas e a vida não pode ser reduzida a reações químicas. A forma, o desenvolvimento e o comportamento dos organismos são moldados por campos morfogenéticos de um tipo que atualmente não pode ser detectado ou medido, e nem tampouco é reconhecido pelos físicos. Esses campos são modelados pela forma e comportamento de organismos anteriores da mesma espécie, por conexão direta através de espaço e tempo, e apresentam propriedades cumulativas.

O fenômeno da ressonância mórfica não é limitado a organismos vivos e pode ser demonstrado por fenômenos elementares como o crescimento de cristais.

Por mais implausível e absurda que esta teoria possa parecer para uma mente mecanicamente orientada, ela é sujeita à experimentação, o que não acontece com as suposições metafísicas básicas da visão do mundo materialista.

Sheldrake mostra-se consciente de que sua teoria possui implicações de longo alcance para a psicologia, sendo que ele mesmo discute esse relacionamento paralelamente ao conceito de inconsciente segundo Jung. No momento, é difícil se não impossível integrar todos diferentes desenvolvimentos revolucionários na ciência moderna, a um novo paradigma corrente e conclusivo. Todos eles, entretanto, parecem ter uma coisa em comum: uma profunda crença de que a imagem mecanicista do universo criada pela ciência newtoniano-cartesiana não deveria mais ser considerada como um modelo preciso e mandatório da realidade. Tomou-se obsoleto, e foi relegado aos arquivos históricos da ciência, o conceito do cosmos como sendo uma supermáquina gigantesca, formada por incontáveis objetos separados e existindo independentemente do observador. O modelo atual mostra o universo como uma rede de eventos e relações, unificados e indivisíveis, cujas partes representam diferentes aspectos e modelos de um processo integral de complexidade inimaginável. Como há muito vaticinava Jeans (1930), o universo da Física moderna parece muito mais um sistema de processo de pensamento do que um gigantesco mecanismo de relógio.

Alguns cientistas sondaram as mais profundas estruturas da matéria e estudaram os aspectos variados dos processos do universo e, por isso, a noção de substância sólida foi desaparecendo gradualmente, deixando apenas modelos arquetípicos, fórmulas matemáticas abstratas ou ordem universal. Não parece, pois, extravagante acolher a possibilidade de que a consciência é o princípio conectivo na rede cósmica, como atributo primário e ulterior da existência.

No alvorecer do século XIX, descobriram-se novos fenômenos físicos, que não se aplicavam ao modelo de Newton. O descobrimento e a investigação de fenômenos eletromagnéticos levaram ao conceito de um campo. Definia-se o campo como uma condição de espaço capaz de produzir uma força.

À antiga mecânica newtoniana interpretava a interação das partículas, carregadas positiva e negativamente, como prótons e elétrons, dizendo simplesmente que os dois tipos de partículas se atraem como duas massas.

Entretanto, Faraday e Maxwell (ambos no início do século XIX) entenderam ser mais apropriado usar um conceito de campo e dizer de modo que a outra carga, quando presente, sente uma força. Nasceu, assim, o conceito de um universo cheio de campos criadores de forças, que interagem umas com as outras. Surgia, afinal, uma estrutura científica com a qual podíamos começar a explicar nossa capacidade de influir uns nos outros à distância, através de meios que não a fala e a visão.

Com a publicação da Teoria Especial da Relatividade de Einstein (1905), fez-se em pedaços todos os conceitos principais da interpretação newtoniana de encarar o mundo. De acordo com a Teoria da Relatividade, o espaço não é tridimensional e o tempo não é uma entidade separada. Intimamente ligados entre si, formam, ambos, um continuo tetradimensional, o "espaço-tempo". Assim sendo, nunca podemos falar em espaço sem falar em tempo, e vice-versa. Ademais, não existe um fluxo universal de tempo; ou seja, o tempo não é linear, nem absoluto. O tempo é relativo. Outra consequência importante da relatividade de Einstein é a compreensão de que matéria e energia são intercambiáveis. A massa nada mais é do que uma forma de energia. A matéria é simplesmente a energia desacelerada ou cristalizada. Nossos corpos são energia.

Na década de 20, se deu o ingresso da Física na estranha e inesperada realidade do mundo subatômico. A partir de então, todas as vezes que faziam uma pergunta à natureza numa experiência, a natureza lhes respondia com um paradoxo. Finalmente, os físicos compreenderam que o paradoxo faz parte da natureza intrínseca do mundo subatômico sobre o qual se assenta toda a nossa realidade física.

Do pressuposto para o evidente, o conceito de campo eletromagnético nos induz a constatar a inter-relação não só de corpo e mente, como também interpessoal; isto levando-nos a crer que no âmbito terapêutico, a conexão que se estabelece entre terapeuta e paciente influi sobre a conecção menta entre eles, aumentando, em proporcionalidade, as possibilidades de cura do paciente. Proporcionalidade significando o grau da conecção.

Pelas sucessivas experiências realizadas nos últimos anos, verificaram os físicos que a matéria é completamente mutável e que, no nível subatômico, ela não existe em lugares definidos, mas mostra tendências para existir. Todas as partículas podem ser transmutadas em outras partículas, assim como criadas a partir da energia e transmutadas em outras partículas. Em suma, serem criadas a partir da energia e dissipar-se em energia.

Outra descoberta revela que as partículas também podem ser ondas, não como as ondas físicas reais (como as do som ou da água) senão, pelo contrário, ondas de probabilidade. As ondas de probabilidade não representam probabilidades de coisas, mas antes probabilidades de interconexões. Os Físicos dizem que não existe nada parecido com uma coisa. O que costumávamos chamar de coisas, se trata, na realidade, de eventos ou caminhos, que podem tornar-se eventos. As leis físicas principais, segundo Bohm (1980), na obra The Implicate Order, não podem ser descobertas por uma ciência que tenta dividir o mundo em partes, mas sim as juntando em uma explicação.

Muitos estudos realizados até o século XX foram levados a efeitos no sentido de se procurar observar as diferentes características de um campo de energia que envolve os humanos e outros objetos, de modo que a partir de 1900, muitos médicos e cientistas se interessaram pelo fenômeno.

Kilner (1911), cientista médico, relatou seus estudos do Campo da Energia Humana tal como se fosse visto através de telas e filtros coloridos. Empenhou-se na defesa de uma névoa brilhante ao redor de todo o corpo.

A aparência da chamada aura difere consideravelmente de sujeito para sujeito, dependendo da idade, do sexo, da capacidade mental e da saúde. Certas moléstias apareciam como manchas ou irregularidades da aura, o que o levou a desenvolver um sistema de diagnósticos na base da cor, da contextura, do volume e da aparência geral do invólucro. Algumas doenças que ele diagnosticou dessa maneira foram infecções do fígado, tumores, apendicite, epilepsia e distúrbios psicológicos (como a histeria).

Warr e Drown construíram na 1ª década do século XX, novos instrumentos para detectar radiações de tecidos vivos, utilizando o campo da energia biológica humana. Na mesma época, nos primórdios do século XX, Reich, ligado a Freud, passou a interessar-se por uma energia universal denominada orgone. Estudou a relação entre os distúrbios do fluxo do orgone no corpo humano e as doenças psicológicas. Desenvolveu assim uma modalidade psicoterapêutica, em que as técnicas analíticas freudianas para descobrir o inconsciente são integradas em técnicas físicas a fim de liberar bloqueios para o fluxo natural de energia do orgone no corpo. Supunha então que, liberando os bloqueios de energia, clareava estados mentais e emocionais negativos. No período compreendido entre os anos 30 e 50, o autor realizou experiências com essas energias empregando a mais moderna instrumentação eletrônica e médica da época. Observou-as pulsando no céu e em torno de todos os objetos orgânicos e inanimados. Observou pulsações de energia orgânica que se irradiavam a partir de micro-organismos, os quais puderam ser observados por meio de um potente microscópio especialmente construído para a experiência.

A partir de extensas observações do Campo da Energia Humana BENDIT, Le Bendit P., na década de 30, relacionaram esses campos com a saúde, a cura e o desenvolvimento da alma. Foi então acentuada a importância do conhecimento e da compreensão das poderosas forças etéricas formativas na constituição dos alicerces da saúde e da cura do corpo.

Na Seção Americana da Sociedade Teosófica, entre os seus presidentes, Kunz (1982) empenhou-se durante muitos anos com profissionais da medicina na busca de alternativas de curas. Observou a autora que: " . . . quando o campo vital é saudável, há em seu interior um ritmo autônomo natural, e que cada órgão do corpo tem o ritmo energético correspondente no campo entérico". Entre as esferas dos vários órgãos, os ritmos diferentes interagem como se estivesse ocorrendo uma função de transferência; estando o corpo inteiro e sadio, os ritmos se transferem facilmente de órgão para órgão. Com a patologia, porém, tanto os ritmos como os níveis de energia se modificam.

O resíduo, por exemplo, de uma apendicectomia cirúrgica pode ser percebido no campo. Os tecidos físicos agora adjacentes uns aos outros têm função de transferência de energia alterada em relação à que foi anteriormente modulada pelo apêndice. Em física, dá-se-lhe o nome de combinação de impedância ou má combinação. Cada tecido adjacente apresenta uma combinação de impedância, o que quer dizer que a energia flui facilmente através de todo o tecido. "A cirurgia ou a enfermidade modifica a combinação de impedância, de modo que a energia é, até certo ponto, mais dissipada do que transferida". Na análise dos efeitos do rolfing sobre o corpo e a psique

¾ do estudo do campo de energia neuromuscular estrutural e dos enfoques emocionais sendo ¾ de Hunt et al (1977), estes registraram a frequência de sinais de milivoltagem baixa emitidos pelo corpo durante uma série de sessões de rolfing. Fizeram, eles, um registro contínuo de cor, do tamanho e dos movimentos da energia dos chakras e das nuvens áuricas envolvidas.

A atividade de certos chakras parecia desencadear um aumento da atividade de outro. O chakra do coração sempre era o mais ativo. Os sujeitos tinham inúmeras experiências emocionais, imagens e esquecimentos ligados às diferentes áreas do corpo sujeitas ao rolfing. Essas descobertas confirmaram a crença de que a memória de experiências, vida e universo, se armazenam no tecido do corpo.

Em decorrência, uma memória armazenada se traduz em tensão, muitas vezes por toda a vida, ou até que se faça um profundo trabalho de corpo, como o rolfing, bioenergética ou outras terapias afins. Aí, então, quando se liberam a tensão e a pressão do músculo, libera-se também a memória.

Um exemplo de conservação da tensão da memória são os ombros rígidos com que muitos de nós vivemos. Isso provém do fato de mantermos nos ombros o medo ou a ansiedade.

Segundo Reich (1949), a supressão de sensações sexuais junto com as atitudes caracterológicas que as acompanham, constitui a verdadeira neurose. Os sintomas clínicos são apenas suas manifestações evidentes. Os traumas originais e a excitação sexual são contidos pelos complexos padrões das tensões musculares crônicas — a couraça do caráter. O termo couraça refere-se à função de proteção do indivíduo contra experiências dolorosas e ameaçadoras vindas de dentro ou de fora.

Ainda em acordo com Reich, a influência repressora da sociedade era o fator crítico que contribuía para o orgasmo sexual incompleto e para o congestionamento da bioenergia. O resíduo, por exemplo, de uma apendicectomia cirúrgica. pode ser percebido no campo. Os tecidos físicos agora adjacentes uns aos outros têm função de transferência de energia alterada em relação à que foi anteriormente modulada pelo apêndice. Em física, dá-se-lhe o nome de combinação de impedância ou má combinação. Cada tecido adjacente apresenta uma combinação de impedância, o que quer dizer que a energia flui facilmente através de todo o tecido. "A cirurgia ou a enfermidade modifica a combinação de impedância, de modo que a energia até certo ponto, torna-se mais dissipada do que transferida".

Na análise dos efeitos do rolfing sobre o corpo e a psique ¾ do estudo do campo de energia neuromuscular estrutural e dos enfoques emocionais sendo ¾ de Hunt et al (1977), estes registraram a frequência de sinais de milivoltagem baixa emitidos pelo corpo durante uma série de sessões de rolfing. Fizeram, eles, um registro contínuo de cor, do tamanho e dos movimentos da energia dos chakras e das nuvens áuricas envolvidas.

A atividade de certos chakras parecia desencadear um aumento da atividade de outro. O chakra do coração sempre era o mais ativo. Os sujeitos tinham inúmeras experiências emocionais, imagens e esquecimentos ligados às diferentes áreas do corpo sujeitas ao rolfing. Os tecidos físicos agora adjacentes uns aos outros têm função de transferência de energia alterada em relação à que foi anteriormente modulada pelo apêndice.

Em física, dá-se-lhe o nome de combinação de impedância ou má combinação. Cada tecido adjacente apresenta uma combinação de impedância, o que quer dizer que a energia flui facilmente através de todo o tecido. "A cirurgia ou a enfermidade modifica a combinação de impedância, de modo que a energia é, até certo ponto, mais dissipada do que transferida". Na análise dos efeitos do rolfing sobre o corpo e a psique ¾ do estudo do campo de energia neuromuscular estrutural e dos enfoques emocionais sendo ¾ de Hunt et al (1977), estes registraram a frequência de sinais de milivoltagem baixa emitidos pelo corpo durante uma série de sessões de rolfing. Fizeram, eles, um registro contínuo de cor, do tamanho e dos movimentos da energia dos chakras e das nuvens áuricas envolvidas.

A atividade de certos chakras parecia desencadear um aumento da atividade de outro. O chakra do coração sempre era o mais ativo. Os sujeitos tinham inúmeras experiências emocionais, imagens e esquecimentos ligados às diferentes áreas do corpo sujeitas ao rolfing. Essas descobertas confirmaram a crença de que a memória das experiências se armazena no tecido do corpo. Essa memória armazenada se traduz em tensão, muitas vezes por toda a vida, ou até que se faça um profundo trabalho de corpo, como o rolfing, bioenergética ou outras terapias afins. Aí, então, quando se liberam a tensão e a pressão do músculo, libera-se também a memória. Um exemplo de conservação da tensão da memória são os ombros rígidos com que muitos de nós vivemos. Isso provém do fato de mantermos nos ombros o medo ou a ansiedade.

Como bem explica Reich (1949), a supressão de sensações sexuais junto com as atitudes caracterológicas que as acompanham, constitui a verdadeira neurose. Os sintomas clínicos são apenas suas manifestações evidentes. Os traumas originais e a excitação sexual são contidos pelos complexos padrões das tensões musculares crônicas — a couraça do caráter. O termo couraça refere-se à função de proteção do indivíduo contra experiências dolorosas e ameaçadoras vindas de dentro ou de fora. Para Reich, a influência repressora da sociedade era o fator crítico que contribuía para o orgasmo sexual incompleto e para o congestionamento da bioenergia.

Reich usava hiper-ventilação, uma variedade de manipulações do corpo e contato físico direto para mobilizar energias reprimidas e remover bloqueios. De acordo com ele, a finalidade da terapia era que o paciente se rendesse totalmente aos movimentos espontâneos e voluntários do corpo, os quais são normalmente associados com os processos respiratórios. Desde o início da história da medicina, encontram-se referências ao papel da mente na participação do desenvolvimento de doenças, bem como aos aspectos psicológicos do próprio indivíduo, associando-o a determinadas vivências do indivíduo, tais como dificuldade para expressar sentimentos e emoções, persistência de angústia profunda, de depressão, de ansiedade e, principalmente, a ocorrência de crises existenciais, com grande sensação de vazio interior e com falha de significado em relação à própria existência.

O sistema nervoso do homem, o seu sistema endócrino e o seu sistema imunológico veiculam, também, estímulos que se originam de suas emoções, de seus sentimentos, provocando consequências orgânicas positivas ou negativas, em relação direta com a natureza dessas emoções e desses sentimentos. A mente é um fator poderoso tanto na obtenção de nossos melhores desejos, como no combate às doenças e se nós não a empenharmos a nosso favor, ela será deixada de lado e entregue a depressão, à perda da vontade de viver, à angústia, ao medo, ao desespero.

Todo sistema, quando bem gerenciado, estando sob controle, cumprindo seu papel-função diante do todo, vivendo obediente à sua lei, está sadio e vivendo bem. A gerência ou comando tem de manter a condição de estabilidade para assim, se defender contra a entropia, ou seja, contra a perda de organização, de estabilidade, de saúde, de vida. Isso quer dizer que um organismo (sistema) se mantém vivo e sadio enquanto não perde sua homeostase. O corpo se mantém saudável enquanto o seu meio interno, não obstante a sucessiva alteração do meio externo em que está inserido não se desestabiliza; ao contrário, mantém-se em equilíbrio dinâmico, graças ao mecanismo neuro-hormonal que por reajustes sucessivos, garante um permanente reequilibrar-se.

As diferentes afecções e doenças, tudo indica, teriam uma causa única — a perda da homeostase, ou seja, a instabilidade do meio interno. Compreendendo que a homeostase não se restringe somente ao meio interno material, isto é, o nosso organismo físico, mas se estende a todos os níveis da globalidade humana, a homeostase deve ser um conceito holístico.

De acordo com a teoria somato-psico-somática, sabemos que a mente tem influência sobre o corpo do mesmo modo que o corpo influencia a mente. Cada um de nossos pensamentos é o produto e o produtor das alterações químicas e elétricas em nosso organismo. Descobriu-se que estas alterações na mente e no corpo são simbióticas, as mudanças de uma criando e influenciando as do outro.

Uma parte do motivo deste intercâmbio podese encontrar-se em órgãos tais como o hipotálamo. Esta porção minúscula do cérebro, que pesa pouco mais de sete gramas, é o centro de abastecimento de pensamentos e sentimentos para e do córtex cerebral. Este órgão muito importante recebe cada pensamento e emoção criados pela consciência e subconsciência como impulsos nervosos e traduz estes impulsos em produção hormonal.

O hipotálamo governa todas as glândulas produtoras de hormônio no corpo por meio de seu controle direto da hipófise. Desta maneira, contata e comanda a comunicação, o controle e a integração das funções de cada célula, de cada órgão e de cada sistema dentro do corpo. Quando nossos processos de pensamento são negativos ou nós reagimos mal às situações de estresse, ocorre a enfermidade e o bloqueio.

Quando nos encontramos em um estado de grande estresse as descargas do hipotálamo comandam o funcionamento normal dia por dia do ramo parassimpático do sistema nervoso autônomo, a fim de ser supersedado pelo ramo simpático (o sistema de emergência). Então tem lugar uma sequência de eventos:

1.	Acelera-se a frequência cardíaca

2.	Os vasos sanguíneos na cútis e os órgãos internos se contraem, provocando diminuição do fluxo sanguíneo destas áreas;

3.	No mesmo período, os vasos sanguíneos se dilatam nos músculos esqueléticos, preparando o corpo para reagir ao possível perigo físico (luta ou fuga);

4.   As secreções de todo o aparelho digestivo ficam inibidas. A saliva, os sucos gástricos, os sucos pancreáticos, a bile, tudo diminui ou cessa seu fluxo;

5.   Todas as saídas corporais (esfíncter anal, esfíncter urinário) se contraem;

6.   Aumenta a decomposição química (catabolismo) do protoplasma- má para propiciar energia adicional ao corpo;

7.   as glândulas sudoríparas aumentam sua secreção;

8.   A medula suprarrenal libera adrenalina para o sangue e o córtex suprarrenal libera glicocorticóides;

9.   A hipófise aumenta sua secreção de certos hormônios de adaptação ao estresse, enquanto diminui a secreção de outros hormônios que normalmente são reguladores do sistema.

Todos esses processos são parte da síndrome de adaptação geral. Se o estresse é ligeiro, os efeitos são fracos, porém se o estresse é intenso e crônico, os resultados podem ser devastadores.

A tensão física, a incapacidade de relaxar-se não são, de fato, causas, mas efeitos. O corpo só faz refletir uma tendência psíquica, um estado de ansiedade e agitação emotiva, uma contração mental. Todavia, já que frequentemente não conseguimos individuar e reconhecer essa causa interna, tendemos a agir normalmente sobre a sua manifestação mais externa, sobre o seu efeito no físico, sobre o seu sintoma.

A dor física é considerada pelos médicos como um sinal de alarme, um sintoma que revela uma disfunção, um perigo no organismo do homem; já a dor moral é, na realidade, sinal revelador de desarmonia, de um mal oculto na psique do indivíduo. Desta forma, poderia a dor indicar em nós a existência de uma atitude errada, de uma imaturidade, de um estado de obscuridade, de um apego que nos impede de progredir.

Usam-se os métodos da cura exterior, pois os sintomas físicos gerados pelos sistemas de crenças defeituosas não podem ser abandonados enquanto não se corrigir o sistema de crenças. É necessária, às vezes, a cura exterior para salvar a vida da pessoa. Entretanto, se não se aplicar também a cura interior, e não se contestar o sistema de crenças defeituosas, a doença voltará ao corpo físico, mesmo depois que os sintomas tiverem sido removidos.

Com o avanço da prática das terapias holísticas, estão se criando muitos métodos de cura dignos de confiabilidade.

Médicos, quiropráticos, homeopatas, psicanalistas, osteopatas, acupunturistas, fisioterapeutas e outros profissionais da saúde, todos devem trabalhar juntos para ajudar o processo de cura de um indivíduo. Nenhuma das ciências existe como soberana e plena. Na verdade, todas se complementam em busca do processo de cura e evolução da humanidade, como destaca Blake.

"...Ver um mundo num grânulo de areia; E um Céu numa flor silvestre; Ter o infinito na palma da mão; E a eternidade em uma hora (pág. 60)

Isso significa que existimos em ambas as dimensões ao mesmo tempo. O verso de Blake é não dualista; mostra simplesmente que visualizamos nossa existência de mais de uma perspectiva. Nós existimos aqui na Terra e temos que lidar em termos práticos com os problemas do mundo em seus próprios termos temporais, cientes do esquema linear da vida individual que começa na concepção e termina com a morte orgânica.

O ego, aquela parte de nós mesmos com a qual conscientemente nos identificamos, é apenas um elemento da psique. A psique e mais especificamente o centro da totalidade da psique que Jung (1956) chamou de Self é de fato maior que o grande e menor que o pequeno. É no vasto domínio do self que buscamos correspondências entre os grãos de pó que somos enquanto indivíduos e o imensurável mistério do qual somos parte integrante.

Chopra (1989), um endocrinologista indiano radicado nos Estados Unidos, aprofundou pesquisas sobre as descobertas mais avançadas da ciência física moderna sobre a ciência médica ocidental e sobre a medicina ayurvédica e, partindo daí, produziu um tratado intitulado Cura Quântica. Demonstra que o corpo e mente não são entidades diferentes. A inteligência e o pensamento não são apenas da mente, mas são do corpo também.

Conforme o autor, nós pensamos não só com a mente, mas com o corpo. O corpo simultaneamente manifesta-se por uma cascata de neurotransmissores, o que pensamos com a mente.

Cura quântica é a habilidade de um modo da consciência (a mente) para espontaneamente corrigir os erros (ocorrentes) em um outro modo de consciên cia (o corpo). É um processo completamente fechado em si mesmo. Quando a consciência está fragmentada, começa uma guerra no sistema mente - corpo. Tal guerra está por trás de muitas doenças, dando origem ao que a moderna medicina denomina seu componente psicossomático. Os sábios indianos, os rishis, atribuem ao fenômeno o medo nascido da dualidade, e eles não o considerariam apenas um componente, mas a causa primária de todas as doenças (pág. 251).

Sterland (1939) OU Sutherland (1939) , um osteopata, em suas pesquisas relatou o movimento respiratório primário — um mecanismo involuntário funcional sobre um ritmo em dois tempos, a flexão — extensão, se reproduzindo ciclicamente 8-12 vezes por minuto. Este movimento é responsável pela micromobilidade de cada uma das células do corpo humano, é o ciclo da expansão - contração celular. O movimento respiratório primário compreende uma mobilidade inerente ao sistema nervoso, uma flutuação do líquido cefalorraquidiano, uma mobilidade da dura-máter craniana espinhal, uma troca rítmica de tensão ao nível dos diferentes ossos do crânio, e enfim uma mobilidade involuntária do sacro entre os ilíacos.

É de nosso conhecimento a continuidade das Fascias que ligam mecanicamente o conjunto dos elementos da locomoção.

Hoje se vê como fácil admitir que todo o movimento ritmado de qualquer um destes elementos acarretará o movimento ritmado de todos os outros. Tal movimento existe, é o movimento respiratório primário dos osteopatas, cujo motor é a sístole e a diástole dos hemisférios cerebrais. É um mecanismo central que procede às manifestações da vida, visto que é perceptível por volta do quinto mês de vida fetal e prolonga-se vinte e quatro horas após a morte.

Todos os ossos são solidários: o movimento de um leva ao movimento do outro. São esses movimentos do crânio que justificam a osteopatia craniana. Os movimentos rítmicos do mecanismo respiratório primário e a expansão dos hemisférios a cada contração exigem uma adaptação igualmente rítmica da caixa craniana. É evidente que todo incômodo e toda redução de mobilidade dessa caixa comprometem essa fisiologia.

Quando temos uma visão clara do tecido conjuntivo, da continuidade das fascias e sua globalidade, compreendemos quanto a menor anomalia do esqueleto, a menor perturbação articular pode repercutir sobre a circulação de fluidos do corpo humano; então, o movimento rítmico dos fascias é o agente mecânico da circulação dos fluidos do corpo humano.

É forçosamente um longo trabalho o de desaprender reações recalcadas por tanto tempo, que de formaram o corpo e agiram sobre todo o equilíbrio biológico. Depois de tomar consciência da violência das próprias emoções, é preciso, numa segunda etapa, compreender que essa violência já está ultrapassada, que os antigos modos de comportamento estão desatualizados no seu corpo de hoje, pronto para viver de outra forma. Mas, ao compreender isso, você ainda não será outro, pois os vestígios vão pesar durante muito tempo, vão atrapalhar e continuar sendo obstáculo. É preciso desacostumar, como de uma droga que não se toma mais, mas cujos resquícios ainda se encontram no organismo.

São 2 os componentes da dor: a percepção de tecido danificado e a interpretação deste. Segundo Watson (1994)

> "A dor é a experiência subjetiva ou individual da pessoa ao estímulo, envolvendo não só a percepção do estímulo nocivo, mas também a interpretação daquela sensação como algo desagradável ... sem o componente psicológico de desagrado atribuído à sensação, o estímulo nocivo não constituiria um estímulo doloroso, e o indivíduo não poderia alegar sensação de dor (pág. 206)."

Grieve (1994), discutindo aspectos psicológicos da dor referência alguns autores dentre os quais Davis e Kenyon (1981), que alegam uma proporção de 50% das pessoas doentes fisicamente possuírem distúrbios psicológicos; Finneson (1969) cuja impressão clínica era de que, provavelmente, 50 % dos encaminhamentos psiquiátricos poderiam ser classificados como síndromes de dor; Merskey e Boyd (1978) referem que a ansiedade, o conflito emocional, o estresse e as alterações de personalidades são fatores importantes que causam a dor; Forrest e Wolkind (1974) estudaram pacientes com dores lombares e identificaram um grupo de fraco comportamento operacional caracterizado por uma síndrome depressiva que se manifestava principalmente em níveis somáticos e que a depressão estava mascarada e não identificada e salientavam que a depressão, além de ser um resultado da dor orgânica crônica, ela amplifica e pode até mesmo gerá-la.

Blumer (1982), citado por Grieve (1994), estudou o problema da dor crônica e notou que, enquanto proliferam as clínicas especializadas em dor, não há nenhuma teoria ou tratamento universalmente aceito para a dor crônica

Diante do fato em questão, parece ficar evidente a necessidade de especialização no que se refere a dor crônica, talvez uma associação de conhecimentos terapêuticos manuais, psicológicos, psiquiátricos, orgânicos e outros. Nessa direção já vemos um notório quantitativo de terapias que procuram lidar com problemas da dor relacionados a aspectos emocionais, algumas delas já citadas anteriormente.

Tomando-se como exemplo a acupuntura, conhecida como uma terapia milenar que usa como instrumento agulhas colocadas em pontos de meridia no corpo humano foi ela amplamente pesquisada pelo físico Zang-Hee, da Universidade da Califórnia, comprovando em seus estudos que certos pontos na pele estão de fato ligados a órgãos internos, visualizando esses dados na tela de um computador, onde se podia ver a imagem do cérebro do paciente entrando em atividade.

Cho e cols. (1998) realizaram pesquisas e chegaram a algumas conclusões acerca da confiabilidade dos efeitos da acupuntura. D acordo com Cho:

> "Ninguém ainda havia provado que os acupontos têm conexão com o córtex, a ponte do cérebro que toma as decisões e controla os órgãos. Essa camada do cérebro é capaz de ativar uma verdadeira indústria farmacêutica interna. Ela pode estimular a produção de anticorpos para enfrentar vírus e bactérias invasoras, acalma o sujeito, manda fabricar os hormônios que regem os órgãos, e ordens à criação de substâncias que aliviam a dor."

Outra terapia oriental, o Shiatsu, lida com o reequilíbrio físico e energético do indivíduo, através de pressões efetuadas em determinadas áreas e pontos do corpo, para corrigir disfunções internas, promover e manter a saúde e tratar doenças específicas, além de aliviar dores.

O Shiatsu envolve tratamento mediante desbloqueios energéticos referindo que o corpo armazena emoções, desta forma níveis de consciência, ajudando o indivíduo a resgatar o equilíbrio uma interessante via de contribuição terapêutica diz respeito à massagem reflexa do tecido con juntivo, buscando equilíbrio entre as estruturas viscerais e o sistema nervoso autônomo aplicando-se massageamento do tecido subcutâneo, podendo esta ser direcionada às condições patológicas específicas do caso.

O Método Mézières criado em 1947 por Françoise Mézières, revolucionou conceitos, constatando que a musculatura posterior do corpo humano sofre restrições e consequentemente acentuam as curvaturas provocando desequilíbrios, muitas vezes, até mesmo provocados por causas endógenas já muito antigas no indivíduo, ocasionando dor. Reforça a teoria de compensações resultante do mecanismo de defesa exercido involuntariamente sobre o corpo, sendo esse mecanismo constituído de memórias e de centros de inteligência de natureza emocional e instinto - motora, formando escudos de proteção, as chamadas couraças musculares, defesa da pessoa contra o mundo externo e também contra seu mundo interior.

Observa-se que este viés fisioterápico tem como objetivo ir de encontro com essa cadeia de compensações para desmascaramento da causa primária, tentando a reorganização do esquema corporal da pessoa e da tomada de consciência das somatizações para a eliminação das patologias, trabalhando com a unidade: mente e corpo.

EMOÇÃO x DOENÇA –
O contraponto psicanalítico

Nos meados do século XX a psiquiatria e a psicologia americanas eram dominadas por duas influentes teorias: a psicanálise e o behaviorismo. Entretanto, um número crescente de clínicos, pesquisadores e pensadores sentia-se profundamente insatisfeito com a orientação mecanicista dessas duas escolas. Tal insatisfação foi manifestada externamente com a introdução da psicoterapia existencial de Rollo May (1958) e o desenvolvimento da psicologia humanística.

A psicoterapia existencial tem duas raízes históricas na filosofia de Kierkegaard (1944) e na fenomenologia de Husserl (pg. 131 - Além do cérebro). Ela acentua a ideia de que a pessoa individual é única e inexplicável em termos de qualquer sistema científico ou filosófico. O indivíduo tem liberdade de escolha, o que torna seu futuro imprevisível e uma fonte de ansiedade.

A insatisfação com a orientação mecanicista e reducionista da psicologia e psicoterapia americanas encontra sua expressão mais forte no desenvolvimento da psicologia humanística e, mais tarde, na psicologia transpessoal. Maslow (1962) foi o representante de maior projeção e mais nítido porta-voz dessa oposição. Suas penetrantes críticas à psi canálise e ao behaviorismo deram forte ímpeto para um movimento humanístico e determinaram um foco para a cristalização das novas ideias (Maslow - 1954, 1969). Rejeitava a severa e pessimista visão de Freud sobre a humanidade, que a julgava desesperançada e dominada por instintos básicos. Na interpretação de Freud, fenômenos como o amor, apreciação da beleza ou senso de justiça eram interpretados como sublimação de instintos básicos ou como formação reativa contra eles. Todas as formas superiores de comportamento seriam adquiridas ou impostas ao indivíduo, e não elementos naturais à condição humana.

A crítica de Maslow ao behaviorismo foi igualmente incisiva e determinada. Em sua opinião era errado ver os humanos simplesmente como animais complexos, respondendo cegamente aos estímulos ambientais. A grande confiança que os behavioristas depositam nas experiências com animais é altamente problemática e de valor limitado. Tais estudos oferecem informações de características comuns aos humanos e outras espécies animais, mas são inúteis como uma abordagem e qualidades especificamente humanas. A focagem exclusiva nos animais leva a uma negligência dos aspectos e elementos puramente humanos — consciência, culpa, idealismo, espiritualidade, patriotismo, cultura da arte ou da ciência.

Uma importante contribuição de Maslow foi seus conceitos de metavalores e de metarrealizações. Contrastando agudamente com Freud, Maslow (1962) acreditava que os seres humanos tinham uma hierarquia inata de valores e necessidades superiores e a correspondente tendência para buscá-los.

As ideias de Maslow situavam-se entre as influências mais importantes no desenvolvimento da psicologia humanística, ou terceira força, como ele a chamava. O novo movimento valorizava a liberdade pessoal e a habilidade para o indivíduo prever e controlar sua própria vida. O enfoque humanístico é holístico — estuda os indivíduos como organismos unificados e não como simples soma total de partes separadas.

As psicoterapias humanísticas fundamentam-se na suposição de que a humanidade se tomou demasiadamente intelectual, tecnicista e distanciada de emoções e sensações. Os enfoques terapêuticos da psicologia humanística objetivam procedimentos corretivos experienciais como paliativos para a alienação e desumanização. Tais

enfoques acentuam os meios empíricos, não¬
verbais e físicos da mudança da personalidade e
buscam o crescimento individual ou auto-
atualização, em vez do ajustamento. A Psicologia
humanística oferece ampla proteção para o
desenvolvimento de novas terapias e para a
redescoberta de algumas velhas técnicas que
superam, de muito, as limitações e falhas da
psicoterapia tradicional.

Comparado à ênfase unilateral com que as
principais correntes da psicologia e psiquiatria
caracterizam ou o corpo, ou a psique, o enfoque
humanístico representa um passo importante na
direção da compreensão holística da natureza
humana. Outro aspecto importante da psicoterapia
humanística é a troca da orientação intrapsíquica
ou intraorgânica pelo reconhecimento de relações
interpessoais, interação familiar, rede de relações
sociais, influências socioculturais e a introdução de
considerações econômicas, ecológicas e políticas.

A ênfase no trabalho corporal no movimento do
potencial humano foi profundamente influenciada
por Reich (1949), o primeiro a usar o trabalho com
o corpo na análise de neuroses características. A
mais importante das abordagens neo-reichianas e
bioenergética (Lowen, 1976), um sistema
terapêutico desenvolvido por Lowen e Pierrakas.

A bioenergética utilizava os processos energéticos e a linguagem corporal para influenciar o funcionamento mental. Essa técnica combina a psicoterapia com um vasto campo de exercícios envolvendo respiração, postura, movimentos e intervenção manual direta.

As metas terapêuticas de Lowen são mais amplas que as de Reich, cuja única finalidade era a realização sexual de seus pacientes. A ênfase reside na integração do ego com o corpo e na luta pelo prazer. Isso envolve não apenas sexualidade, mas outras funções básicas como respiração, movimento, sensação e auto-expressão. Através da bioenergética, a pessoa pode conectar-se com a própria primeira natureza, condição de estar livre de atitudes físicas e psicológicas estruturadas. Já a segunda natureza compõe-se de movimentos psicológicos e couraça muscular que, impostas ao indivíduo, impedem-no de viver e amar. Outro enfoque neo-reichiano é a Radix Intensive, desenvolvido pelo discípulo de Reich, Kelley, em coautoria com sua esposa Érica (pg.133 – Além do Cérebro). É uma fórmula terapêutica que combina a intimidade do trabalho individual com a energia e dinamismo do grupo. Kelley C. e Kelley E. empregam um espectro de técnicas que envolvem alguns dos enfoques originais de Reich, bioenergética, conhecimento sensorial e outros métodos orientados para o corpo.

A ênfase reside em libertar a couraça muscular que libera sentimentos de medo, raiva, vergonha, dor ou mágoa, represados desde a infância. À medida que o paciente os aceita, e ultrapassa esses sentimentos negativos, descobre nova capacidade para o prazer, a confiança e o amor. Enquanto os enfoques neo-reichianos têm um componente explicitamente psicoterapêutico, o foco de algumas outras importantes técnicas do movimento do potencial humano é, prin cipalmente, físico. Isso é considerado verdadeiro para a integração estrutural de Rolf (1977), os exercícios de Feldenkrais (1972) e a integração psicofísica e mentástica de Trager (1982).

O método de integração estrutural ou rolfing, como é chamado popularmente, foi desenvolvido por Rolf como uma técnica para melhorar a estrutura física do corpo, principalmente para ajustá-lo ao campo gravitacional.

De acordo com a autora, como os humanos são bípedes, deveriam estes ter o seu peso distribuído ao redor de um eixo central vertical.

Entretanto, a distribuição ideal que garante um ótimo funcionamento do sistema músculo-esquelético e, de todo o organismo, não é conservada pela maioria das pessoas. As consequências são enrijecimento e encurtamento do fascia de que resultam restrição de mobilidade, defeito na circulação, tensões musculares crônicas, dores e certos distúrbios psicológicos de origem somática. O propósito do rolfing é aliviar essa condição, restaurar adequada estrutura do fascia, dividir o peso de acordo com as partes do corpo e restabelecer os movimentos corporais normais.

FeldenKrais (1972) criou um programa de correção e reeducação sistemáticas do sistema nervoso usando sequências de movimentos que empregam as mais inusitadas combinações de músculos. Esses exercícios, conhecidos como FeldenKrais, são destinados a aumentar as possibilidades do sistema neuromuscular e expandir seus limites normais. Eles aliviam a tensão, aumentam a flexibilidade e alcance dos movimentos, melhoram a postura e o alinhamento da coluna vertebral, desenvolvem campos de energia ideais, facilitam a coordenação dos músculos flexores e extensores, intensificam a respiração e desenvolvem atenção plena nas atividades físicas.

A sutileza dos exercícios de FeldenKrais contrasta fortemente com o sistema rolfing, o qual utiliza forte pressão e massagem, podendo tornar-se doloroso quando a área envolvida está bloqueada.

A integração psicofísica de Troger (1982) é alternativa técnica corporal do movimento do potencial humano. Através de uma sequência sistemática de movimentos passivos de rolar, chacoalhar e vibrar, o paciente alcança um estado de profundo relaxamento físico e mental. O espectro das técnicas do potencial humano, ao focalizar o corpo, não seria completo sem mencionar as várias formas de massagem que se tornaram muito populares, desde sua forma sensual até as técnicas que representam uma profunda intervenção nas energias corporais. Dentre as quais, como exemplo, as massagens polarizadas.

Todas essas práticas, com maior ou menor grau de especificidade, são capazes de resultados eficazes de tratamento do estresse.

Figura 4.1. faz uma conotacão do estresse como agente de dor emocional

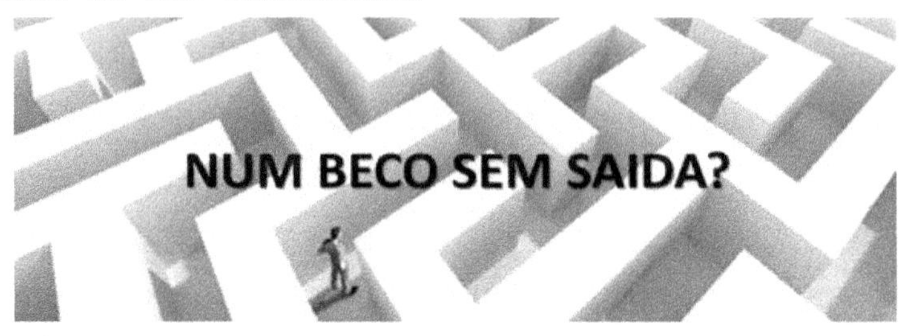

Fonte: Flickr – Meu Figueira ID da Imagem: 3313253079 Disponível em: https://flickr.com/photos/meufigueira/3313253079/in/photolist-63MhH6CC4Yd7-7FX1Zs-7Shm11-7FT5QB-7FX1Vm-4DQEBq-7FT5KZ-7FX1Sq-2KJSQ-9G1YpS-7T8ycD-bEqoPD-99gQAq-8eVosU-sdh7s-5pYDTE69LhyG-pTEVT-8eVp5d-pGcsS-94Pssj-aLFXhT-371xGn-4EygAH-Dhj3TNQ2Wa-4qwrvc-9BmzLC-NQ2W2-2boybX-e5sW7X-4QoeQQ-hagfL-r4aki-8J8w5R-4F2trF-6NV5Ub-gGbUMr-m48XLG-qYyNZu-5Xgm4o-6L2feY26B9aW3-2ZsNZX-ka8MeG-7NZwSE-9UVFaP-4kMtbV-rkrKui

Inspirado em Hudson de Araújo Couto, no seu livro: Stress e Qualidade de Vida do Executivo (1987).

Estresse é uma palavra derivada do latim que foi usada durante o século XVIII, e que representava adversidade e/ou aflição. Ao final do século XVIII, este termo foi utilizado para denotar força, pressão ou espaço, condições exercidas, primariamente, pela própria pessoa, pelo seu organismo e pela sua mente.

O termo "stress" em inglês aplica-se em engenharia, para expressar o quantum de carga (pressão ou tensão) que um dado material suporta antes de partir-se. Deve-se ao pesquisador Selye (1956) ter traduzido o termo para a medicina.

O estresse é definido como toda a capacidade de adaptação do indivíduo frente a um novo desafio, toda situação, positiva ou negativa, que deixa o organismo em tensão e inquietude, a nível físico e/ou psicológico. É uma reação emocional, com componentes psicológicos e físicos, passível de ocorrer em face de presença de qualquer tipo de evento que confunda, amedronte ou excite a pessoa.

Nos últimos quarenta anos, pesquisadores vêm estudando o estresse, suas causas e consequências físico - psicológicas.

Selye chamou de Síndrome Geral de Adaptação o desgastante esforço do organismo para manter a estabilidade do meio interno enquanto a situação ou estímulo estressante durar. A síndrome geral de adaptação mantém o corpo sob estresse. Se este se prolonga demais (fase de resistência), vem a entrar em colapso. Uma síndrome geral de adaptação prolongada gera um sem-número de doenças: na área cardiovascular — enxaquecas, palpitações, extremidades frias, hipertensão, coronariopatias, cardiopatias, derrames, arteriosclerose...; na função gastrointestinal — azia, disfagia, diarréia, náuseas, úlceras, colite... no sistema urinário — excesso de micção, nefrite...; nos músculos — espasmos, tensões, ranger de dentes, tiques nervosos. O sistema imunológico, com o estresse mal administrado, se deprime, e a partir daí aparece uma série de doenças: nefrite, amigdalite, estomatite, artrite. O estresse cria a predisposição para todas as formas de afecções, infecções e mesmo para o câncer. Geradas pelo estresse, são também doenças metabólicas como a obesidade e o diabetes. O estresse também antecipa a manifestação de doenças e síndromes degenerativas.

Na atividade mental, os efeitos são desconfortantes e graves: ansiedade, tonturas, depressão, redução da libido.

Como resultado o estresse perturba acentuadamente as relações sociais e o desempenho profissional. Tudo isto configura o quadro complexo da chamada estafa ou fadiga crônica.

O estresse não é uma doença a ser curada, nem algo grave e maligno a ser destruído. E a necessária reação de defesa, de adaptação, de superação, de re¬ação, que se bem administrada, cumpre o importante papel preservador da vida. Somente quando inabilmente enfrentado o estresse é entrópico, contra a vida. Para Selye (1956): "Stress não é mais do que a intensidade com que vivemos cada momento... Para os efeitos do estresse, um beijo apaixonado é equivalente a um golpe doloroso".

As fontes de estresse são internas e externas ao indivíduo. As externas são as mais fáceis de serem identificadas, como por exemplo: morte de uma pessoa da família, situação de separação, perda de emprego, nascimento de um filho. Embora o organismo tenha condições de se adaptar a estas situações, a ocorrência de um grande número destas, em um curto espaço de tempo, pode levar o organismo a um desgaste da energia adaptativa, o que induz a um nível de estresse excessivo, provocando problemas de ordem física e/ou psicológica.

As fontes internas de estresse são muito potentes e mais difíceis de serem identificadas. Evidências mostram que não são certas situações que causam estresse ao indivíduo, mas a sua reação frente a elas. A maneira de vivenciar os acontecimentos é que determina os sentimentos e a reação do indivíduo frente às diferentes situações de vida.

É durante o desenvolvimento biopsicossocial que se adquire a identidade própria e se aprende a ter expectativas em relação a si mesmo, aos outros e ao futuro. Este referencial interno muitas vezes, porém, não está em conformidade com a realidade externa, gerando consequentemente frustrações e ansiedade, predispondo o indivíduo ao estresse.

A normalidade deverá ser descrita como a capacidade adaptativa do indivíduo frente às diversas situações de sua vida. Isto supõe, a priori, um posicionamento filosófico que estabeleça as dimensões do viver tendo, em conta, o jogo dialético da vida.

Na defesa desse ponto de vista Goldstein define a doença como o obscurecimento da existência. Nesse sentido, haverá doença na medida em que o indivíduo responder inadequadamente a determinada situação, colocando em risco a sua própria sobrevivência. A saúde não é um estado, mas um processo, no qual o organismo vai se atualizando conjuntamente com o mundo, transformando-o e atribuindo-lhe significado à medida que ele próprio se transforma. Consiste, melhor dizendo, num processo de construção mútua, tendo em conta que indivíduo e mundo, organismo e meio, coexistem necessariamente.

> "Desse ponto de vista, o organismo aparece como um ser em ordem e o seu significado aparece como sendo o seu ser, e, a sua atualização vai juntamente com a conquista, isto é, a inclusão do mundo e a sua transformação. Do ponto de vista do indivíduo, isto leva aquilo que chamamos de experiência; do ponto de vista do mundo, à estruturação do mundo. Assim, organismo e mundo atualizam-se ao mesmo tempo, e passam da esfera do pessoal à esfera do real".

A saúde encontra-se nesse jogo de interações. Cada estado de equilíbrio alcançado destrói o estado anterior. Assim procede dialeticamente. Ordem e Desordem são etapas constantes no desenvolver do homem e do mundo. Haverá doenças, pois, se a relação subsistir em termos de desordem, permanecendo o indivíduo num comportamento estereotipado, invariante, alheio às estimulações do ambiente, ou reagindo inadequadamente. É evidente que desordem e parada podem igualmente ocorrer no mundo, tais como crises sociais, cataclismos, ou até, mais simplesmente, ambiente inadequado. Nesse caso, a saúde do indivíduo será avaliada em sua habilidade para não só manter o equilíbrio, mas também superar a crise do ambiente, utilizando então sua capacidade criadora para transformar esse meio inadequado em mundo satisfatório. Essa definição de saúde vista como o processo de criação constante do mundo e de si, integra também o conceito de doença: saúde e doença não representam opostos, são etapas de um mesmo processo.

Pela primeira vez aplicada à Fisiologia, por Selye, a palavra estresse foi definida como uma resposta não específica do organismo a qualquer solicitação feita a ele. Essas respostas surgem em nós e em todas as coisas vivas como um mecanismo de produção. São elas que permitem no organismo responder às modificações do ambiente.

Mais recentemente, os cientistas acreditam que os organismos possuem respostas muito especificas e individuais aos desafios externos. Portanto, uma concepção padronizada do estresse que em muito se aplica ao que muitas pessoas normalmente pensam quando a avaliando em relação a elas próprias. Ou seja, considerando o estresse em termos de pressões normais e anormais do dia a dia que testam a capacidade de um indivíduo conviver com elas. Qualquer pessoa que gasta suas energias lidando com a velocidade, o barulho e o caos do estado de coisas atual podem reconhecer essa definição.

Como explicado por Friedman, especialista em estresse, "a tensão é uma ação acoplada do corpo e da mente envolvendo a avaliação de uma ameaça e um ajuste imediato de resposta". Ele afirma que cada um responde às ameaças externas a seu modo, dependendo do nível anterior de agitação e habilidade de adaptação. Um estado de estresse adequado ajuda o indivíduo a se adaptar. No entanto, uma situação de estresse inadequado não tem propósito útil e pode levar a uma doença. Os verdadeiros agentes do estresse — ou fonte de tensão — mais frequentes em nossas vidas são: o medo do divórcio, o medo de perder alguém a quem amamos, o medo de perder o emprego e o medo de críticas pessoais. O estresse age ao longo do tempo da mente para o corpo (Figura 1.4). A resposta ao estresse capaz de levar o organismo a agir poderosamente, é dada em apenas alguns milésimos de segundo. Essa resposta se manifesta geralmente em forma de doença. A doença, ao envolver grande número de mudanças, com o tempo, faz do estresse um processo de doença com efeitos cumulativos no organismo. O processo pode resultar na hipertensão em uma pessoa, em úlcera em outra, a ponto de justificar um antigo jargão da medicina: "As úlceras não são o que você come, mas o que está comendo você".

O estresse pode manifestar-se em sintomas não específicos, do tipo comumente chamado síndrome de exaustão. As queixas físicas incluem fadiga, insônia, dor de cabeça, dores lombares, má digestão, falta de ar, resfriados prolongados e perda do aumento de peso não provocado. As emoções ou atitudes, em relação à vida mudam para tédio, inquietação, um sentimento de estagnação e depressão. Sendo assim, uma grande parte das mudanças metabólicas produzidas pelo estresse, decorre do desiquilíbrio hormonal decorrente de eventos emocionais.

Figura 4.2. Ilustração da instauração do processo dinâmico do estresse sobre o organismo.

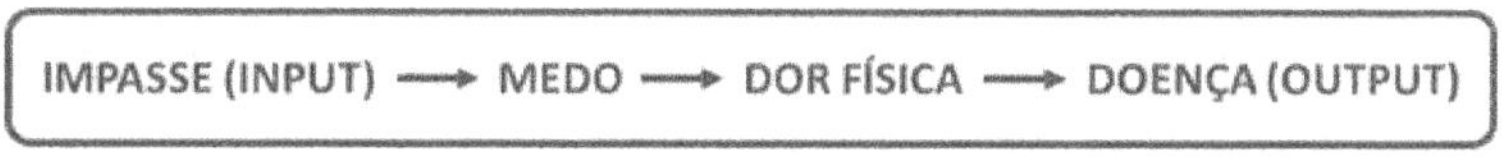

Fonte: Próprio autor.

As mudanças hormonais.

Há um considerável número de dados sobre mudanças hormonais e bioquímicas relacionadas que ocorrem sob condições de estresse. A cortisona, hormônio secretado pelas supra-renais, aumenta como resposta o grande número de eventos que causam estresse. Outro hormônio estudado sob condições de estresse é o do crescimento. Outros hormônios cujos níveis sobem em circunstâncias de estresse incluem epinefrina, norepinefrina e prolactina, um hormônio da pituitária.

A resposta ao estresse também pode ser letal. Descobertas recentes indicam que exaure o sistema imunológico do organismo. Quando uma pessoa está sob constante estresse, a produção de células matadoras naturais, chamadas linfócitos-T (células T auxiliares) e macrófagos parece ficar inibida. Pesquisadores acreditam que talvez essa inibição aconteça por causa dos altos níveis de cortisona e outros hormônios observados em pessoas com estresse. Como essas células matadoras são responsáveis pela luta contra infecções e outras doenças, eles dizem que talvez tenham encontrado o elo que liga o estresse ao desenvolvimento de distúrbios como pneumonia e câncer.

CONCLUSÃO

Neste capítulo chamamos a atenção do valor das terapias nominadas alternativas, muitas vezes tratadas pejorativamente por certos compartimentos da ciência, ao mesmo tempo em que levantamos a questão de que elas são geralmente utilizadas em caso de fracasso das ditas terapias clássicas e tradicionais. Essas terapias revelam conhecimentos e informações profundas acerca do ser humano. Elas buscam tratar o ser humano de forma completa, levantando as causas patológicas e nunca suas consequências.

Preconizam as mesmas que curar é harmonizar o indivíduo, que saúde e doença são processos contínuos, levando o indivíduo a possibilidades de mudanças e transformações focalizando a necessidade da manutenção de um "estado de saúde".

Além disto, foi enfatizada a possibilidade que um choque físico, emocional ou espiritual, confere uma ressonância, ou seja, uma perturbação da harmonia, dando uma compensação orgânica indevida ao aumento do estresse, diminuindo a força vital da pessoa, por isso ocasionando certas doenças físicas. Tais intervenções, repousadas neste novo paradigma, vêm contemplar as inter-relações corpo e mente, ora subestimadas numa concepção fragmentada, mecanicista e ortodoxa do corpo.

Desta forma, o interesse sobre estudos e pesquisas de problemas com a saúde relacionados ao estresse, vem comprovar o fato de que existe na realidade probabilidade de que este estado pode potencialmente afetar o equilíbrio orgânico do indivíduo, levando-o a condições indesejáveis de saúde (e em muitos casos 'a morte) e por, outro lado, que a mente é uma entidade poderosa para ser usada contra fragilidade do corpo físico, aumentando assim as probabilidades de proteção a eventos nocivos internos e externos a ele.

REFERÊNCIAS BIBLIOGRAFICAS

Bohr, N. (1934). Atomic Theory and the Description of Nature, Reprinted as The Philosophical Writings of Niels Bohr, Vol. I. Woodbridge.

Bohm, D. (1995). Wholeness and the Implicate Order. 1980. London und New York: Routledge.

Boyd, D. B., & Merskey, H. (1978). A note on the description of pain and its causes. Pain, 5(1), 1-3.

Bremerich, A., Wiegel, W., Thein, T., & Dietze, T. (1988). Transcutaneous electric nerve stimulation (TENS) in the therapy of chronic facial pain: Preliminary report. Journal of Cranio-Maxillofacial Surgery, 16, 379-381.

Chew, G. F. (1968). " Bootstrap": A scientific idea?. Science, 161(3843), 762-765.

Cho, Z. H., Chung, S. C., Jones, J. P., Park, J. B., Park, H. J., Lee, H. J., ... & Min, B. I. (1998). New findings of the correlation between acupoints and corresponding brain cortices using functional MRI. Proceedings of the National Academy of Sciences, 95(5), 2670-2673.

Chopra, D. (1989). A cura quântica. Editora Best Seller, São Paulo.

Couto, H. D. A. (1987). Stress e qualidade de vida dos executivos. Rio de Janeiro: COP, 87.

Davis, H., & Kenyon, P. (1981). Psychology: its relevance to the practice of physiotherapy. Physiotherapy, 67(3), 67.

Einstein, A. (1905). On the special theory of relativity. Ann Phys, 17, 891-921.

Feldenkrais, M. (1972). Awareness through movement (Vol. 1977). New York: Harper & Row.

Finneson, B. E. (1969). Prognosis and Management of Pain Syndromes.

Forrest, A. J., & Wolkind, S. N. (1974). Masked depression in men with low back pain. Rheumatology, 13(3), 148-153.
Grieve, G. P. (1994). The autonomic nervous system in vertebral pain syndromes. Boyling JD. Greive's Modern Manual Therapy. 2nd ed. Edinburgh: Churchill Livingstone.
Hunt, V. V., Massey, W. W., Weinberg, R., Bruyere, R., & Hahn, P. (1977). A study of structural integration from neuromuscular, energy field, and emotional approaches. Boulder: Rolf Institute of Structural Integration.
Jammer, M. (1974). Philosophy of Quantum Mechanics. the interpretations of quantum mechanics in historical perspective.
Keny Wilber (1992). O Espectro da Consciência e a Saúde Plena: Yogaterapia. Rio de Janeiro: Hermógenes.
Kilner, W. J. (1911). The Human Atmosphere: Or, The Aura Made Visible by the Aid of Chemical Screens. Rebman Company.
Kunz, B., & Kunz, K. (2008). Complete Reflexology for Life: The Definitive Illustrated Reference to Reflexology for All Ages—from Infants to Seniors. Dorling Kindersley Ltd.
Lowen, A. (1976). Bioenergetics (1975).
May, R. (1958). Contributions of existential psychotherapy.
Maslow, A. H. (1962). Some basic propositions of a growth and self-actualization psychology. Perceiving, behaving, becoming: A new focus for education, 34-49.
Maslow, A. H. (1969). Toward a humanistic biology. American Psychologist, 24(8), 724.

Melzack, R. (1987). The short-form McGill pain questionnaire. Pain, 30(2), 191-197.

Parsons, C. G. (2001). NMDA receptors as targets for drug action in neuropathic pain. European journal of pharmacology, 429(1-3), 71-78.

Pais, A. (1991). Niels Bohr's times: In physics, philosophy, and polity. Oxford University Press.

Pietikainen, P. (2015). Alchemists of human nature: Psychological utopianism in Gross, Jung, Reich and Fromm. Routledge.

Rolf, I. P. (1977). Rolfing: The integration of human structures. Dennis Landman Pub. Selye, H. (1956). The stress of life.

Sheldrake, R. (1981). A new science of life. Los Angeles: JP Tarcher.Eans, J. (1930). The universe around us.

Sutherland, W. G. (1990). Teachings in the Science of Osteopathy, Sutherland Cranial Teaching.

Sutherland, W. G. (1939). The cranial bowl: A treatise relating to cranial articular mobility, cranial articular lesions and cranial technic. Free Press Company.

Watson (1994) Watson (1994). Moderna Terapia Manual da Coluna Vertebral, pg. 206

AUTORES DO LIVRO

VERNON FURTADO DA SILVA: Professor Visitante da Universidade Federal de Rondônia-RO, Ph.D. em Desenvolvimento e Aprendizagem Motora pela University of Maryland (USA), Pós-doutorado em Sistemas Dinâmicos do Movimento na University of Maryland, Líder do Grupo de Pesquisa em Neurociência aplicada ao Esporte e à Saúde (DEF/UNIR). Professor Titular da Universidade Federal do Rio de Janeiro (UFRJ).

GUANIS DE BARROS VILELA JUNIOR: Doutor em Adaptação, Atividade Física e Saúde, pela UNICAMP, mestrado, especialização e graduações pela mesma instituição. Já atuou no ensino superior em universidades federais e estaduais. Preside o Centro de Pesquisas Avançadas em Qualidade de Vida e Coordenada o Núcleo de Pesquisa em Biomecânica Ocupacional (NPBOQV/ Unimep/ CNPq). Professor e pesquisador do PPG em Ciências do Movimento Humano (CMH/ Unimep).

LUIS FELIPE SILIO: Doutorando em Ciências do Movimento Humano pela Universidade Metodista de Piracicaba. Mestre em Ciências do Movimento Humano pela Universidade Metodista de Piracicaba. Especialista em Psicomotricidade e Fisiologia do Exercício. Membro do Núcleo de Pesquisas em Biomecânica Ocupacional e Qualidade de Vida certificado pelo CNPq/Unimep. Docente na Fundação Universidade Federal de Rondônia e docente na Faculdade São Lucas, Rondônia.

RICARDO PABLO PASSOS: Mestre e Doutorando em Ciências do Movimento Humano pela Universidade Metodista de Piracicaba (UNIMEP). Pesquisa Inteligência Artificial para a análise do movimento humano. Autor de Artigos, Livros e capítulos de livros. Editor Gerente da Revista Centro de Pesquisa Avançadas em Qualidade de Vida (CPAQV). Membro do Núcleo de Pesquisas em Biomecânica Ocupacional e Qualidade de Vida certificado pelo CNPq/Unimep.

BRAULIO NASCIMENTO LIMA: Doutorando em Ciências do Movimento Humano pela UNIMEP; Mestre em Educação Física pela UNIMEP; Especialista em Biomecânica, Avaliação Física e Prescrição de Exercícios pelas FMU; Graduado em Licenciatura Plena em Educação Física pela UEPA. Atualmente é docente na Faculdade Anhanguera de Sumaré. Revisor de periódicos nas Revistas CPAQV e Implementation Science. Membro do Núcleo de Pesquisas em Biomecânica Ocupacional (NPBOQV/ Unimep/ CNPq).

DANIEL DELANI: Professor Doutor do Núcleo de Saúde (NUSAU), da Universidade Federal de Rondônia (UNIR). Chefe do Departamento de Educação Física (DEF/UNIR). Membro do Grupo de Estudo e Pesquisa em Educação Física e Saúde e do Grupo de Pesquisa em Políticas Públicas e Gestão Territorial na Amazônia (UNIR) e do Grupo de Pesquisa Espaço e Saúde (UFPR).

CELIO JOSÉ BORGES – Doutorado em Educação Escolar–Gestão e Política (UNESP), Professor Associado IV do Departamento de Educação Física da Universidade Federal de Rondônia (UNIR), Líder do Centro de Estudos e Pesquisa do Humanismo Ikeda (DEF-UNIR) e Vice-líder do Grupo de Pesquisa do Desenvolvimento e Cultural Corporal (DEF-UNIR).

GILSON DE OLIVEIRA FILHO: Doutorado pela Universidade de Trás Os Montes e Alto Douro-Portugal, Professor adjunto da Universidade Augusto Motta (UNISUAM) e da Universidade do Estado do Rio de Janeiro (UERJ) com Graduação em Educação Física e Fisioterapia.

ANGELIETE GARCEZ MILITÃO: Professora adjunta da Universidade Federal de Rondônia. Doutora em Atividade Física e Saúde pela Universidade Católica de Brasília - UCB em 2014. Vice-líder do Grupo de Pesquisa em Neurociência aplicada ao Esporte e à Saúde (DEF/UNIR). Membro do Grupo de Pesquisa em Tecnologia e Inovação da UNIR.

SILVIA TEIXEIRA DE PINHO, doutorado em Educação Física pela EEFE/USP, membro do Grupo de Pesquisa em Desenvolvimento da Cultura Corporal (DEF/UNIR), Vice Chefe do Departamento de Educação Física da Universidade Federal de Rondônia (DEF/UNIR).

EDSON SANTOS WANDERLEY JUNIOR, graduação em Educação Física pela Universidade Gama Filho e Mestrado em Ensino em Biociências e Saúde pela Fundação Oswaldo Cruz e Doutorado em Ciências da Educação pela Universidade Politécnica. Atualmente é professor de Educação Física no

Ensino Básico, Técnico e Tecnológico do Instituto Federal de Educação Ciência e Tecnologia do Rio de Janeiro (I F R J).

VIVIAN SUSI DE ASSIS CANIZARES, Doutorado em Biologia de Agentes Infecciosos e Parasitários pela Universidade Federal do Pará (UFPA), Pós-doutoranda em Genética pela Universidade Federal do Rio Grande do Sul (UFRGS), Membro do Grupo de Pesquisa do Laboratório de Genética Humana da Universidade Federal de Rondônia (LGH/UNIR).

KATIA MARIA MARQUES DE OLIVEIRA, Mestrado em Ciência da Motricidade Humana pela Universidade Castelo Branco. Apresenta Curso de Especialização em Ativação de Processos de Mudança na Formação Superior de Profissionais em Saúde pela Escola Nacional de Saúde Pública Sergio Arouca (FIOCRUZ). Especialista em Osteopatia (UNIGRANRIO). Pós-graduada em Fisioterapia Desportiva (Universidade Gama Filho). Docente do curso de graduação em Fisioterapia da Universidade Castelo Branco.

DOMINGOS EDNO CASTRO RIBEIRO, Médico Neurocirurgião, graduação pela Universidade Federal do Pará-UFPA (1996-2002) com residência médica em Neurocirurgia pelo Hospital Ophir Loyola (2004-2009) com área atuação no último ano da residência em Neurocirurgia Oncológica. Atualmente realiza Pós -Graduacão em Neuro-Oncologia pelo Hospital Sírio Libanês no Estado de São Paulo.

EDINILSON CASTRO RIBEIRO, SAMU (serviço de atendimento móvel de urgência) do estado do amapá.

JOÃO RAFAEL VALENTIM SILVA: PhD, Docente em Ciências Básicas da Saúde e Biotecnologia, Membro do Grupo de Pesquisa em Neurociências Aplicadas ao Esporte e à Saúde (DEF/UNIR), do Laboratório de Ciência da Motricidade Humana (UNIRIO) e Docente Titular Sênior do Curso de Educação Física da UNINORTE.